第1章
硬膜外麻酔

1 器具の説明（針，カテーテルなど）……12
2 穿刺法（解剖，一般的な手技など）……18
3 成人での挿入 ……30
4 小児での挿入 ……42
5 妊婦での挿入 ……49
6 合併症とトラブルシューティング ……56

第1章　硬膜外麻酔

1　器具の説明（針，カテーテルなど）

鈴木利保

硬膜外麻酔をはじめるにあたり，まず使用する器材について解説を加える．使用器材の構造や意義を理解することが患者さんの安全対策，感染対策の一助になる．十分理解したうえではじめよう．

1．硬膜外麻酔用器具の説明

硬膜外麻酔用器具は，最近ではディスポーブルのセットになっているものが多い．セットの内容としては，施設によって若干異なるが，以下，当院での内容を紹介する（図1）．

① 消毒液用カップ
② 皮膚消毒薬（ポビドンヨード）
③ 皮膚消毒用鉗子と綿球
④ 小敷布
⑤ 穴あきドレープ1枚
⑥ ガーゼ4〜5枚
⑦ シリンジ：10 mL，1本
⑧ 硬膜外麻酔簡易セット：硬膜外麻酔簡易セットには以下のものが含まれる．硬膜外針，LORシリンジ，硬膜外カテーテル，リードデバイス，コネクター，フラットフィルター（図2）

<図1以外の必要物品>
・局所麻酔薬
・局所麻酔用注射針：27 G針，23 G 25 mm針，60 mm針（カテラン針）
・緊急時の準備：硬膜外麻酔の合併症対策（局所麻酔中毒，低血圧，徐脈など）として，酸素，気管挿管器具（喉頭鏡，気管チューブ），全身麻酔装置，静脈路の準備．薬剤としては（硫酸アトロピン，エフェドリン）を，用意しておく．

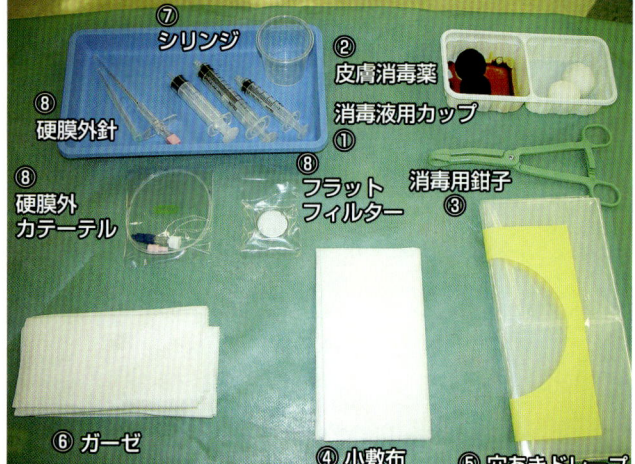

図1　硬膜外麻酔用器具

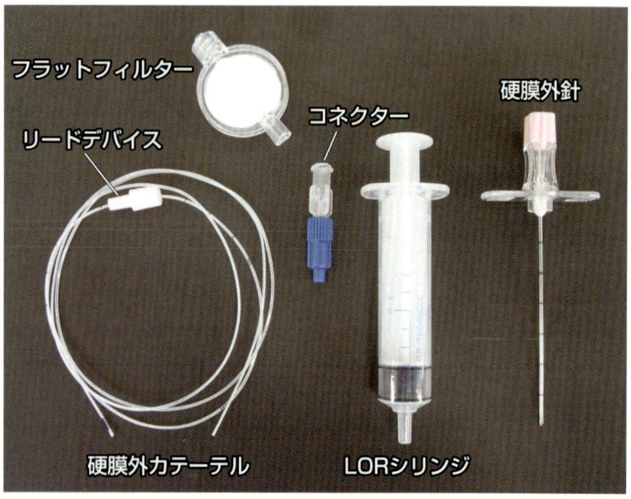

図2　硬膜外麻酔簡易セット

1）硬膜外針の構造

硬膜外針は外針とスタイレットで構成されている（図3）．外針には直針とTuohy針（図5）と呼ばれる曲針があるが，現在はほとんどがディスポーザブルのTuohy針が用いられている．持続カテーテルを留置するための硬膜外針の太さは成人では16，17，18 Gであり，小児用では19 Gがある．ペインクリニックで用いられるカテーテル留置を必要としない単回投与用の硬膜外針は20，22 Gである．

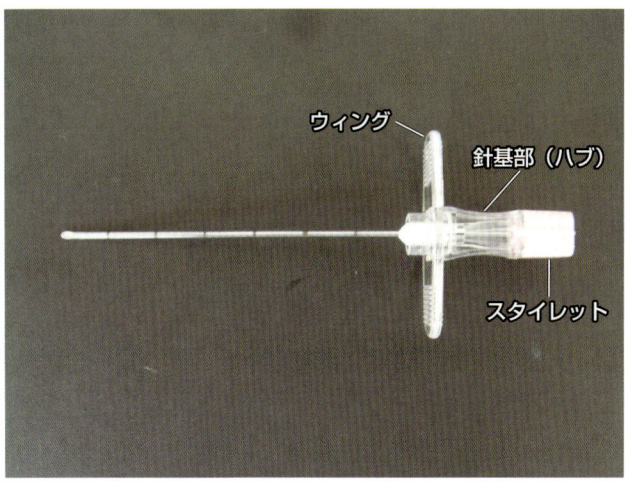 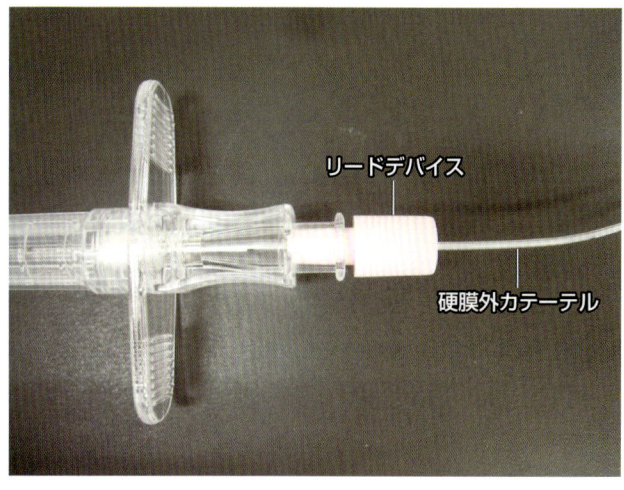

図3 硬膜外針の構造
硬膜外針は外針とスタイレットで構成されている．外針の根元はウィングと針基部からなる．ウィングは針を進める際に保持しやすくするためのものであり，針基部は，硬膜外腔確認のために注射器が接続できるようになっている（図4）．また針基部には硬膜外カテーテルを硬膜外腔に留置する際のガイドとしてリードデバイスが装着されている

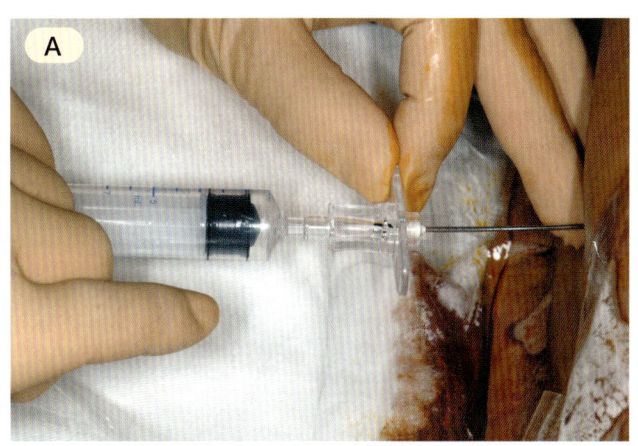 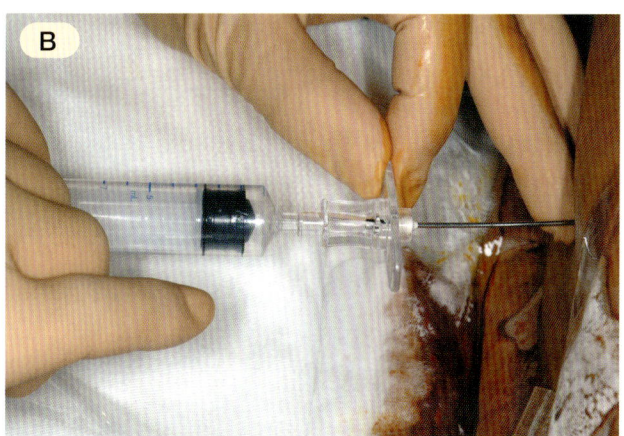

図4 硬膜外針への注射器の接続
A）抵抗消失法
B）抵抗消失（硬膜外腔の確認）

外針の根元はウィングと針基部からなる．ウィングは針を進める際に保持しやすくするためのものであり，針基部は，硬膜外腔確認のために注射器が接続できるようになっている．また硬膜外カテーテルを硬膜外腔に留置する際には，カテーテルを挿入しやすくするためのリードデバイスがあらかじめ装着されているものもある（図3）．

図5にTuohy針の構造を示す．カテーテルを硬膜外腔に誘導しやすいように，ベベル面に対して先端部が極端に曲がっている．先端の曲がり具合や，刃面の形状はα角，β角によって決まる．α角が大きくなると刃面が小さくなり，β角が大きくなると曲がりが大きくなる．

図6は6社の18G硬膜外針の刃面を示す．同じ太さでも針管の厚みに違いがあり，α角，β角の違いによってその形状や刃面の大きさに若干の違いがある．

2）LOR（loss of resistance）シリンジ

硬膜外腔を確認する方法はいくつかあるが，抵抗消失法（loss of resistance法）が最もよく用いられる．この際に使用する専用デバイスがLORシリンジである．

シリンジのタイプにはガラス製とプラスチック製がある．ガラス製は，内筒を生理食塩水で濡らしておくとシリンジ内筒とピストンの抵抗がほとんどないため，硬膜外腔の誤認も少ない．しかしガラスシリンジはコストが高く，管理上の手間がかかる．一方ディスポーザブルプラスチックシリンジのLORの性能の向上によって，このタイプのLORを使用する施設も多い（図7）．

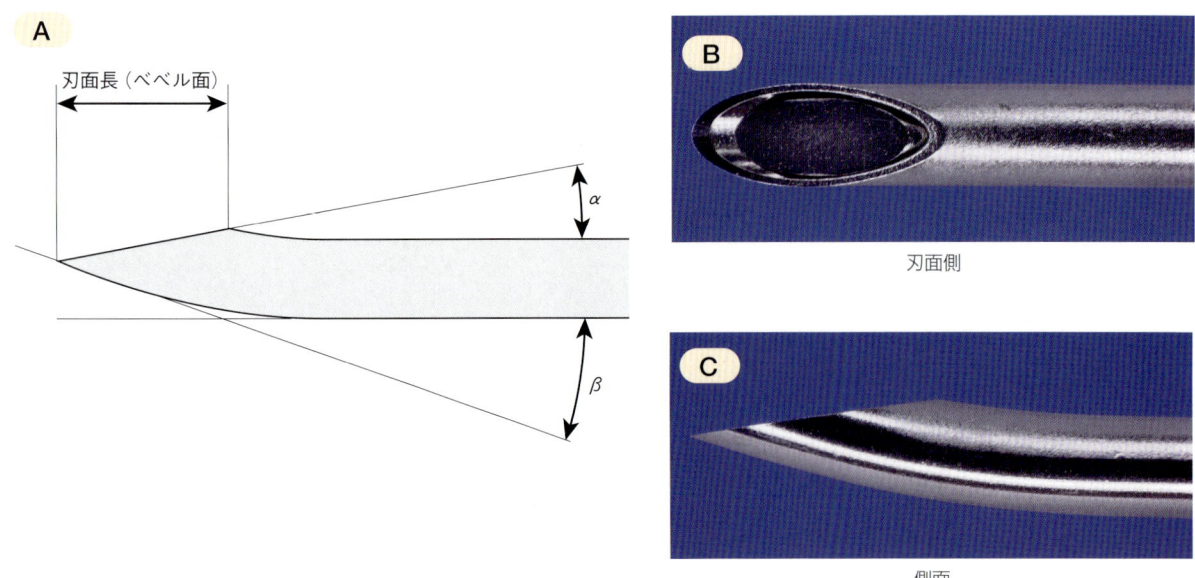

図5 Tuohy針（曲針）の構造
カテーテルを硬膜外腔に誘導しやすいように，ベベル面に対して先端部が極端に曲がっている．刃面の形状はα角，β角によって決まる．α角が大きくなると刃面が小さくなり，β角が大きくなると曲がりが大きくなる

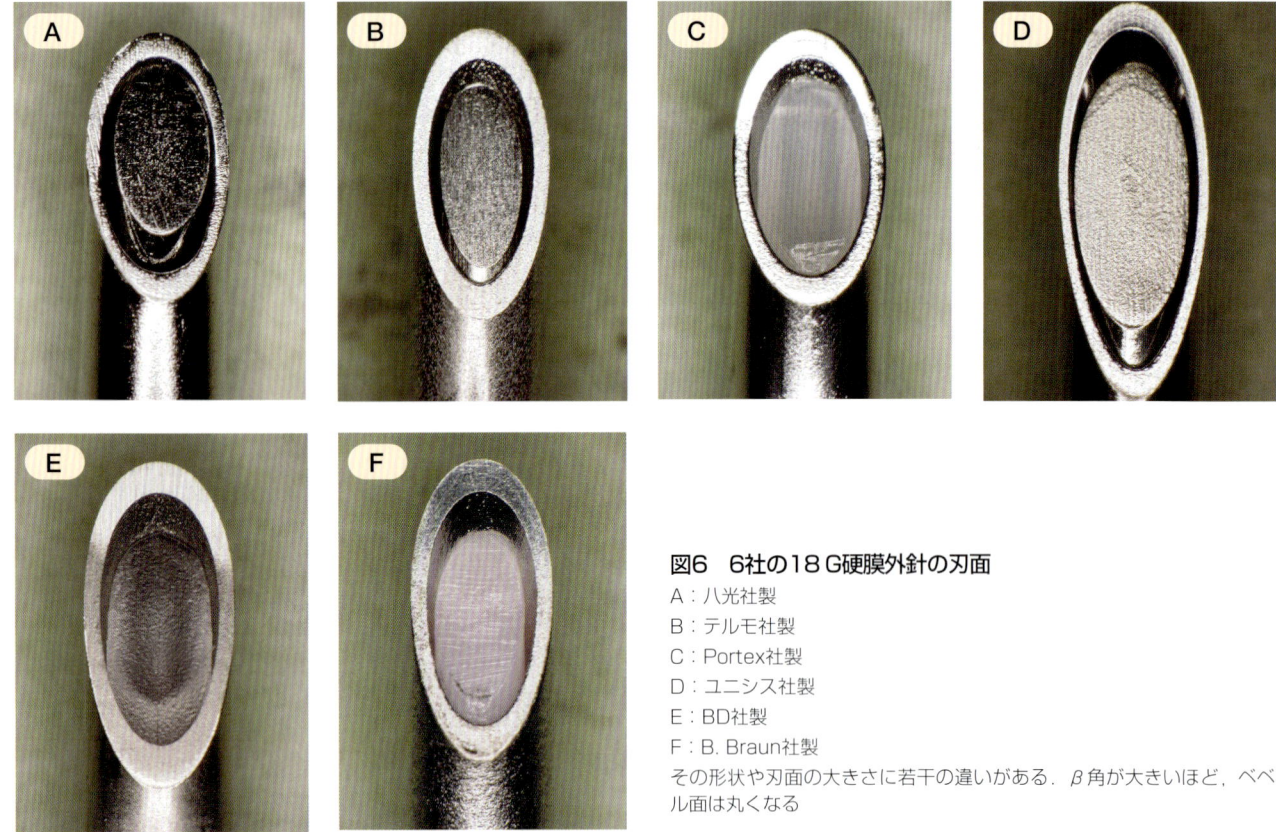

図6 6社の18G硬膜外針の刃面
A：八光社製
B：テルモ社製
C：Portex社製
D：ユニシス社製
E：BD社製
F：B. Braun社製
その形状や刃面の大きさに若干の違いがある．β角が大きいほど，ベベル面は丸くなる

> **memo** ＜LOR（loss of resistance法）＞
> 少量の生理食塩水か空気（生食2 mL＋空気0.25 mL程度）を入れたシリンジを，硬膜外針が黄色靱帯に入ったと思われるところから接続し，シリンジの内筒とピストンに軽い圧をかけながら硬膜外針を数mm進め圧の消失を確認する方法である．抵抗が消失した位置が硬膜外腔となる．

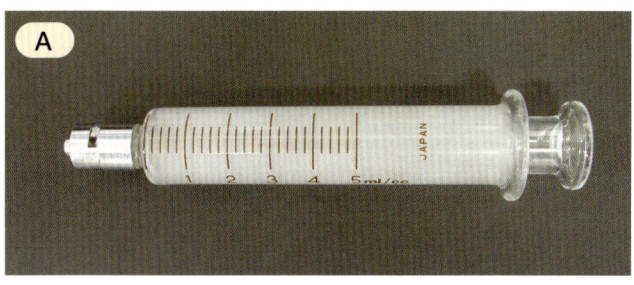 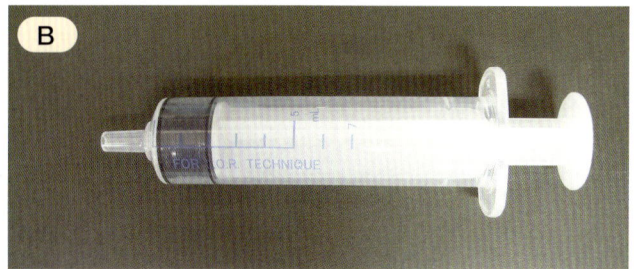

図7 LOR（loss of resistance）シリンジ
A：ガラスリシンジ
B：ディスポーザブルプラスチックシリンジ
LORシリンジは硬膜外腔を確認する際に用いる専用デバイスで，ガラス製とプラスチック製がある

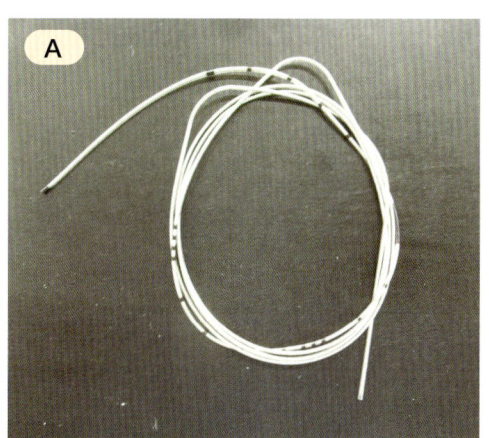

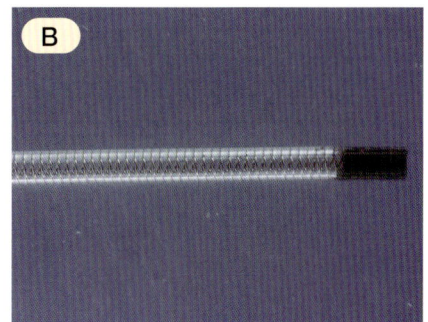 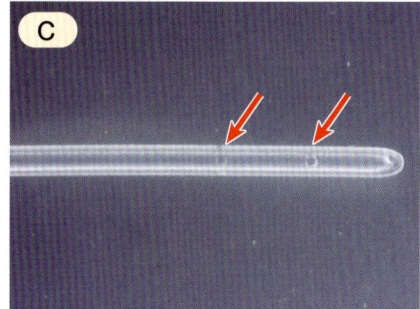 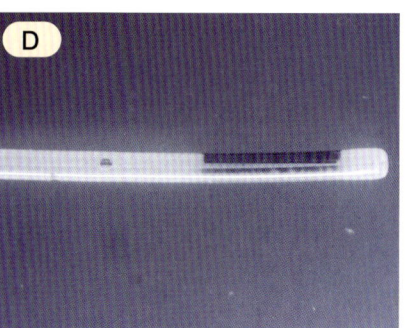

図8 硬膜外カテーテル
A）カテーテルの全体像
B）先端開孔1穴
C）側孔2穴
D）側孔3穴
カテーテルの先端5〜10cmあたりから1cmごとの目盛がついており，硬膜外腔の挿入長がわかる．カテーテルの穴は先端が開口している1穴のものと，先端が閉鎖された複数の穴（2穴，3穴）のものがある

3）硬膜外カテーテル

　硬膜外カテーテルの太さはメーカー間で若干の差があるが0.85〜0.95 mmのものが，カテーテル長は900〜1,000 mmのものが多い．カテーテルには先端5〜10 cmあたりから1 cmごとの目盛がついており，硬膜外腔の挿入長がわかるようになっている（図8A）．硬膜外腔の挿入長が5 cmを超えると，カテーテルが椎間孔から脊柱管の外に出て，硬膜外ブロックの効果が現れない可能性がある．

　カテーテルの穴は先端が開口している1穴のものと，先端が閉鎖された複数の穴（2穴，3穴）のものがあり，麻酔薬の硬膜外腔への広がりに差があるとの議論がある[7]（図8B〜D）．

4）コネクターとフラットフィルター

　硬膜外カテーテルと注入用のシリンジあるいは携帯型持続注入器をつなぐデバイスとして以下の3つのタイプのコネクターがある．

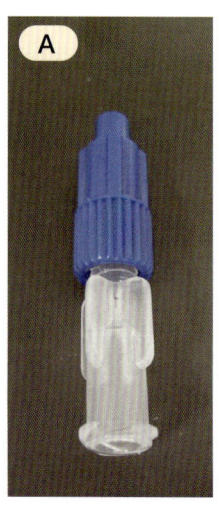 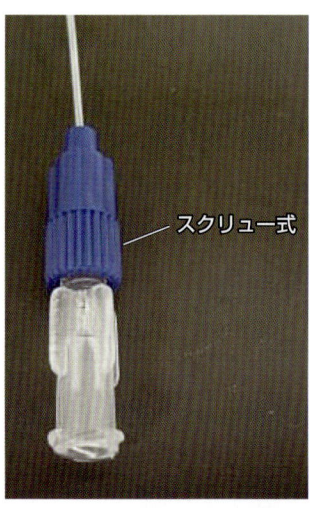 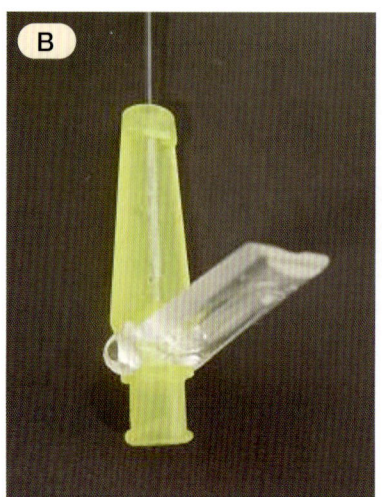 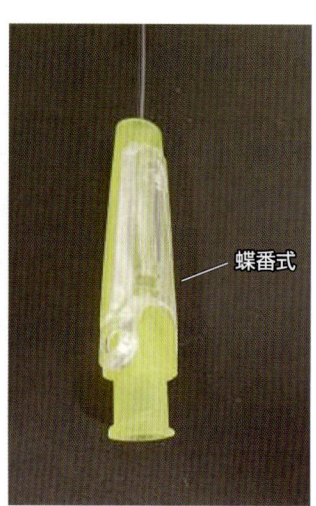
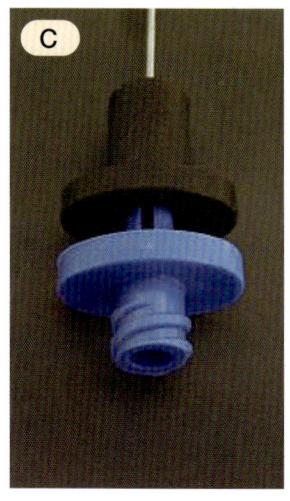 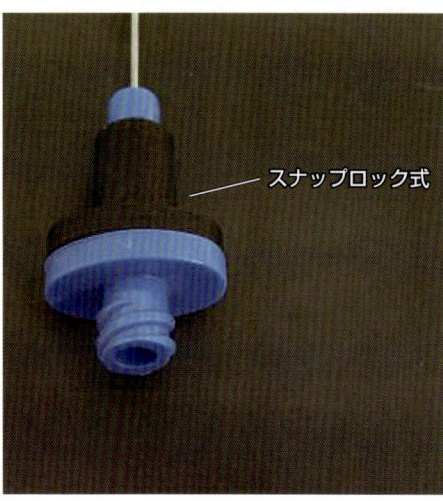

図9 コネクターの構造
コネクターには3つのタイプがある．A）スクリュー式，B）蝶番式，C）スナップロック式．スクリュー式では締め過ぎるとカテーテルの内腔が閉塞を起こす可能性があるので注意が必要である

① コネクター

スクリュー式：コネクター内の部品にカテーテルを差し込んで，締め込むことにより，カテーテルが固定される．最も一般的であり，このタイプは八光社，テルモ社，スミスメディカル社，Dr. Japan社，ユニシス社が採用している（図9A）．

蝶番式：部品の口が閉じることにより，カテーテルが固定される．このタイプにはB. Braun社がある（図9B）．

スナップロック式：コネクターに内蔵されている部品を押し込むことによりカテーテルが固定されるタイプで，アロー社が採用している（図9C）．

> **memo ＜コネクターの問題点＞**
> ① 蝶番式やスナップロック式の問題点
> 　固定操作は容易だが，保持力を調整する機構がないことが欠点である．組み合わせる部品のサイズにバラツキがあると，保持力が不足してカテーテルが抜けやすくなる．
> ② スクリュー式の問題点
> 　締め加減でカテーテルが抜けたり，逆に締め過ぎるとカテーテルの内腔が閉塞する可能性がある．この対策としてカテーテル内にワイヤーを入れて，内腔を閉塞しないように工夫しているものもある．

② フラットフィルター

フラットフィルターはシリンジや携帯型持続注入器からの異物を除去するためのもので，$0.2\mu m$のメンブレフィルターが内臓されている（図10）．薬液のBolus投与の際は，小さいシリンジ（1 mL, 2.5 mL）で急激に注入すると注入圧が高くなり，フィルターが破損する恐れがある．

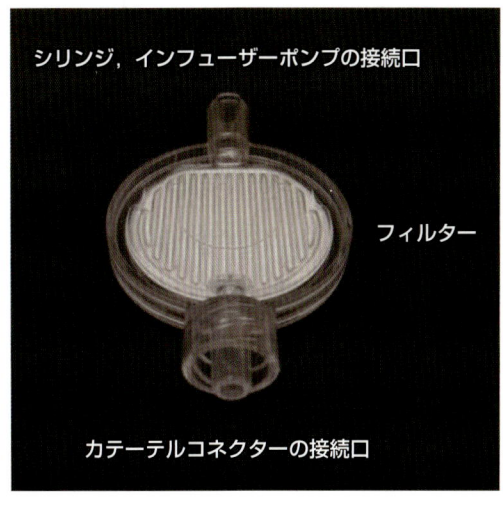

図10 フラットフィルター
シリンジや携帯型持続注入器からの異物を除去するためのもので，カテーテルコネクターの接続口，シリンジ，インフューザーポンプの接続口，フィルターで構成されている．0.2μmのメンブレフィルターが内臓されている

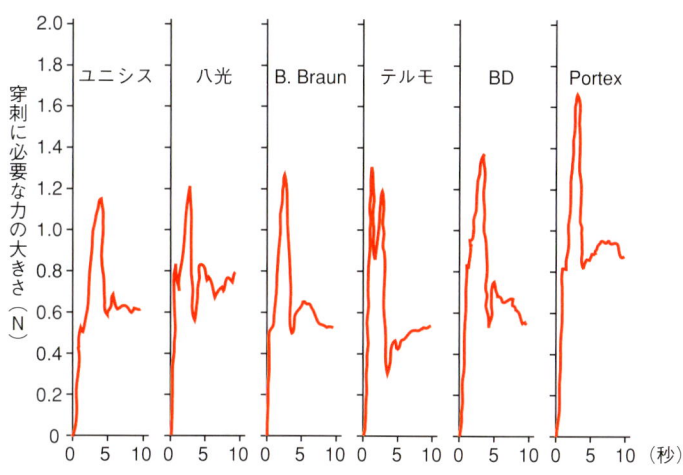

図11 硬膜外針の穿刺力
6種類の硬膜外針を0.08mmのポリエチレンフィルムに対して垂直に針を穿刺したときの穿刺力．最大穿刺力は1.1～1.7Nに分布している．ユニシスが最も鋭であり，Portexが最も鈍である

5）ディスポーザブル硬膜外針の穿刺力

　ディスポーザブル硬膜外針は再使用が可能な硬膜外針に比べて鋭利であり，若い患者では黄色靭帯の穿通感が乏しく，硬膜穿刺が多くなる．このため，硬膜外穿刺の際は穿刺力の大きい「鈍」な針が理想とされている．また硬膜外針の先端が鈍であるほど，hanging drop法の際に陰圧による水滴吸引がはっきりみられ，硬膜穿刺が少ないとされる．

　市販されている6種類の硬膜外針を0.08mmのポリエチレンフィルムに対して垂直に穿刺したときの穿刺パターンと穿刺力を測定すると，最大穿刺力は1.1～1.7Nに分布しており，ユニシス社製が最も鋭であり，Portex社製が最も鈍である（図11）．

■ 参考文献

1) 鈴木利保：麻酔科医が持っておくべき針の知識．日臨麻会誌，26：92-107，2006

2) 小坂義弘：「硬膜外鎮痛法」，南江堂，1998

3) 小坂義弘：「新版　硬膜外麻酔の臨床」，真興交易医書出版部，1985

4) Bromage, P. R.：Epidural pressure. Epidural Analgesia（Bromage, P. R. eds），pp161-175，W. B. Saunders, Philadelphia., 1978

5) 瀧野善夫：Ⅲ．神経　8．硬膜外麻酔に必要な解剖．「麻酔科診療プラクティス5　麻酔科医に必要な局所解剖」（高崎眞弓 編），pp168-174，文光堂，2002

6) David, L. Brown：Ⅲ．麻酔管理総論　第43章　脊髄くも膜下麻酔，硬膜外麻酔，仙骨麻酔．「ミラー麻酔科学」（Ronald, D. Miller 編，武田純三 監），pp1287-1310，メディカル・サイエンス・インターナショナル，2007

7) D'Angelo, R. et al.：A comparison of multiport and uniport epidural catheter in laboring patients. Aneth. Analg., 84：1276, 1997

第1章　硬膜外麻酔

2　穿刺法（解剖，一般的な手技など）

西山純一

硬膜外麻酔によって得られる恩恵を最大に活かし，合併症による不利益をなくすためには，解剖を熟知し，正確な手技によって穿刺を行うことが重要であり，生体と穿刺針との関係を三次元的に把握し，針を扱う繊細な感覚を含め，ある程度の経験が要求される．侵襲性，危険性を十分検討し，有益である場合にのみ行うよう心がけたい．

特に全身麻酔下の患者に硬膜外麻酔を行う場合には，神経刺激に対する患者の訴えがなく，神経損傷を察知する手立てがないので特別な注意が必要である．

1．準備（preparation）

1）器具の準備

硬膜外麻酔針（18Gもしくは17G Tuohy針），カテーテル（＋コネクタ），フィルタ，局所麻酔薬（薬杯），シリンジ，局所麻酔用注射針（23G1インチ＝25mmもしくは2 3/8インチ＝60mm針），覆布もしくはドレープ，四角巾，ガーゼ，消毒剤，消毒用鉗子を清潔な状態で準備する（図1）．

また，局所麻酔薬中毒が生じた場合に備え，酸素，気道確保用器具，全身麻酔装置，静脈路（点滴）確保，抗けいれん薬がただちに使用できるようにする．

> ベンゾジアゼピンの麻酔前投薬は全身中毒の早期症状の1つであるけいれんを隠蔽し，決定的な治療を遅らせる可能性があると言われている〔アトロピンは高位硬膜外麻酔（Th1～5）で起きる悪心嘔吐に有効とされる〕．

2）穿刺時の姿勢

術者はイスに腰掛けて行う施設が多い．手術ベッドの高さは，手技が無理なく行える位置に調節する．一般的に脇を閉め，肘を曲げ，術者の乳頭から剣状突起の高さで操作を行えるようにする．また，患者の前後の傾きが把握できるよう，遠目に**全景を見渡す**ようこころがける（図2）．

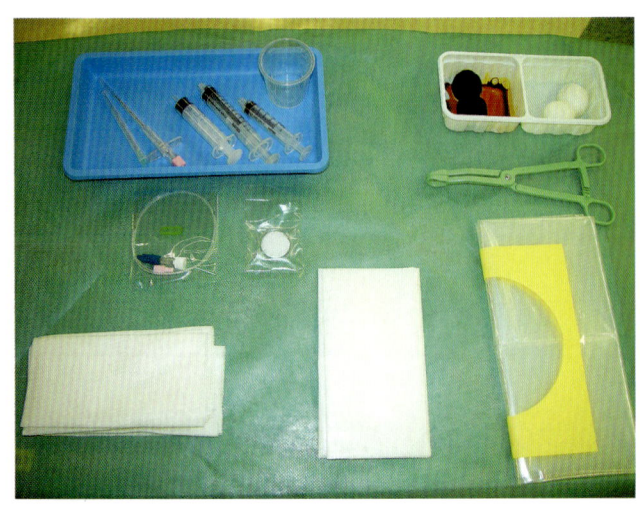

図1　準備物品

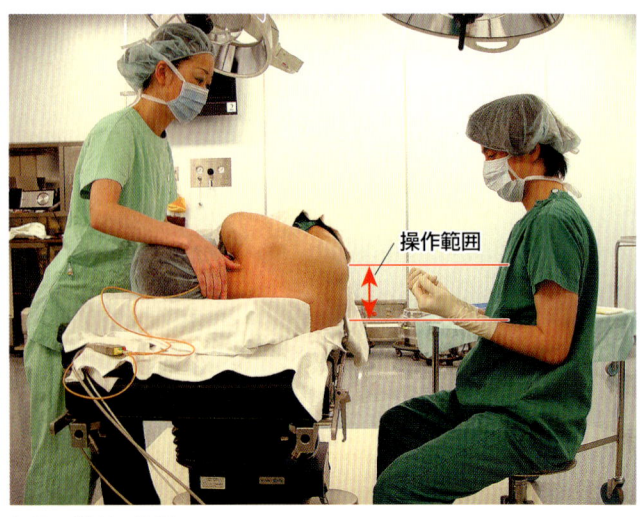

図2　術者の姿勢

2. 患者体位（position）

　穿刺時の患者体位は，側臥位，坐位，伏臥位で行うことができるが，本稿では一般に最も多く施行されている側臥位による穿刺を説明する（術者は右利きを想定）（図3）．体位をとる際には介助者の役割が重要であり，まず体位の意義を介助者が十分理解しておく必要がある（図4）．左下側臥位である方が穿刺は行いやすい．患者大腿部を腹部に屈曲させ，額と膝ができるだけ近くなるように背中を丸めさせる（介助者が「エビのように丸く」など励ます）（図5）．このとき患者の背中面が手術ベッドに**垂直**になるよう（図6A），前に倒れすぎないよう（図6B）補助する．また胸椎間の穿刺時は肩甲骨の位置によっては穿

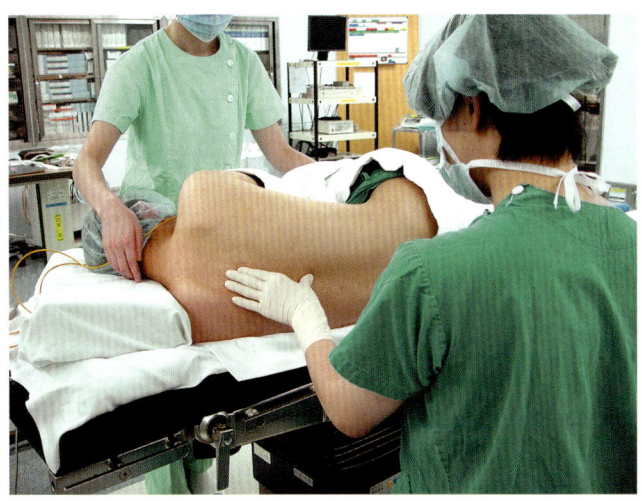

図3　（左下）側臥位による穿刺

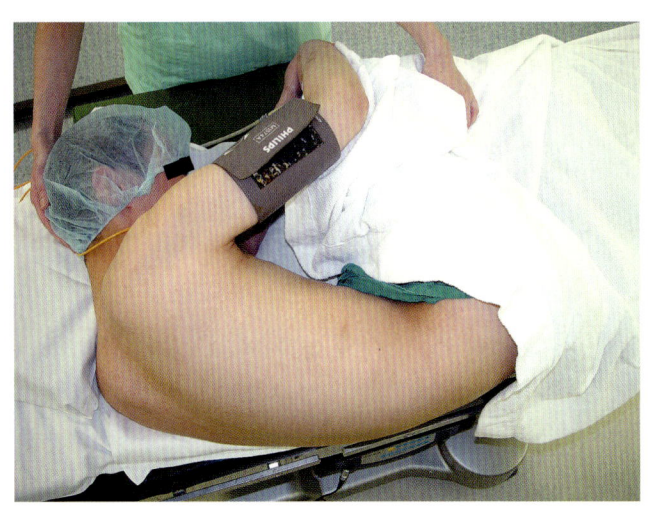

図4　介助者の位置

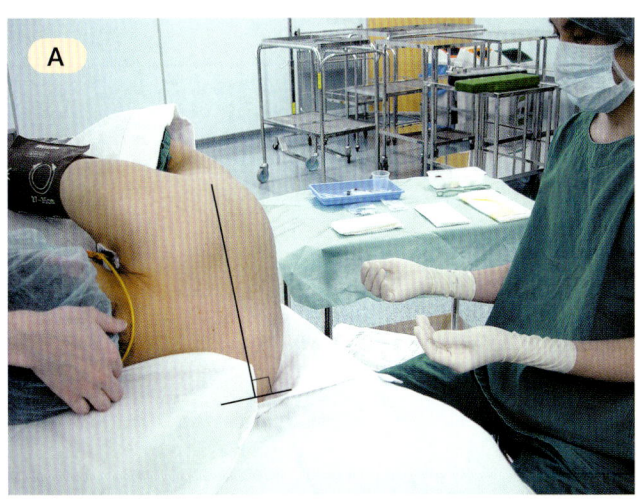

図5　患者体位①：背中を丸める

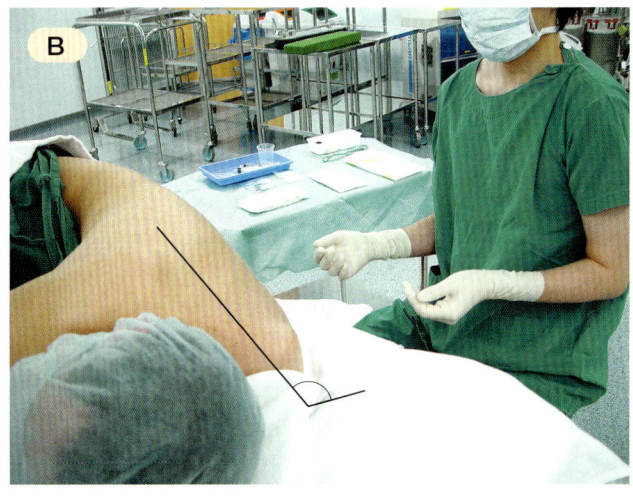

図6　患者体位②
A）適切な体位：ベッドに対し体が垂直になるようにする．B）不適切な体位：ベッドに対し体が前に倒れすぎている

1-2　穿刺法（解剖，一般的な手技など）

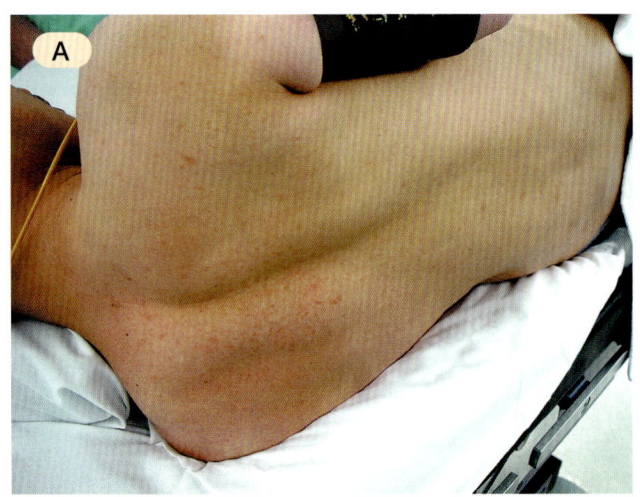
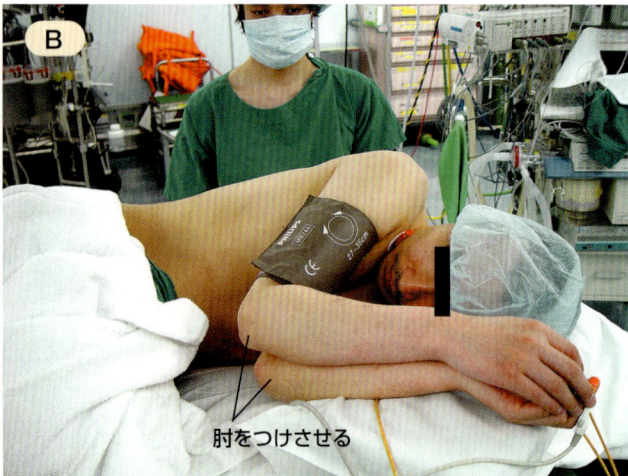
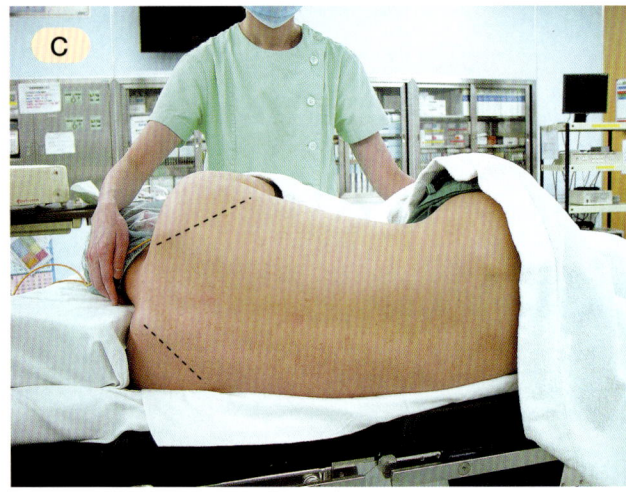

図7　患者体位③
A）肩甲骨によって穿刺しにくい状態
B）Aの状態は，患者に両肘を着けるよう指示することで解消される（解消された状態がC）

刺しにくい場合があるため（図7A），肩甲骨がより前方に移動するよう，患者の両肘を着けるよう指示するとよい（図7B）．

3. 計画（projection）

1）椎体の解剖

脊柱は頸椎，胸椎，腰椎，仙椎，尾骨の連結により支持性と可動性をもつ．この椎体の解剖学的形状の理解が硬膜外麻酔，脊髄くも膜下麻酔など脊柱管ブロックには必須である（図8）．

脊髄は各椎体背面の椎弓で形成される空間「脊柱管」の中を通る．各椎体の椎弓同士は上下にすきまを持ち，その間を一般に**椎弓間隙**と呼んでいる（図9）．

脊椎は経年（年齢），環境（加重）により変形し，さらに骨棘の生成，骨の癒合をきたす．加齢に伴う椎弓間隙の狭小化，棘上靱帯の骨化，棘突起先端に骨棘の癒合などが生じると，解剖を理解していても穿刺に難渋する．特にL3/4，L4/5は負荷によ

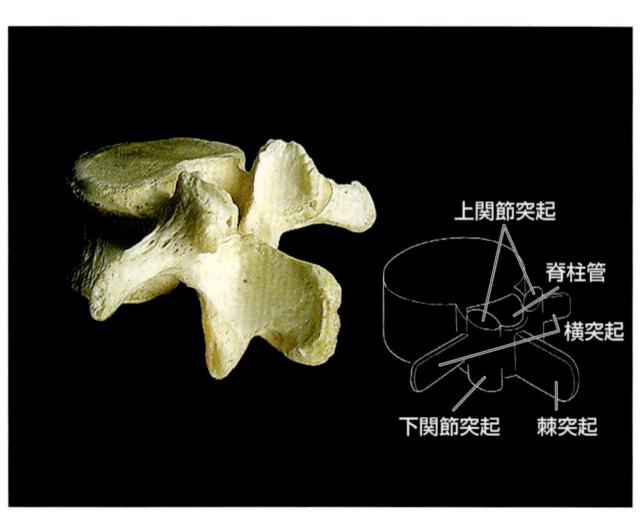

図8　椎体の形状

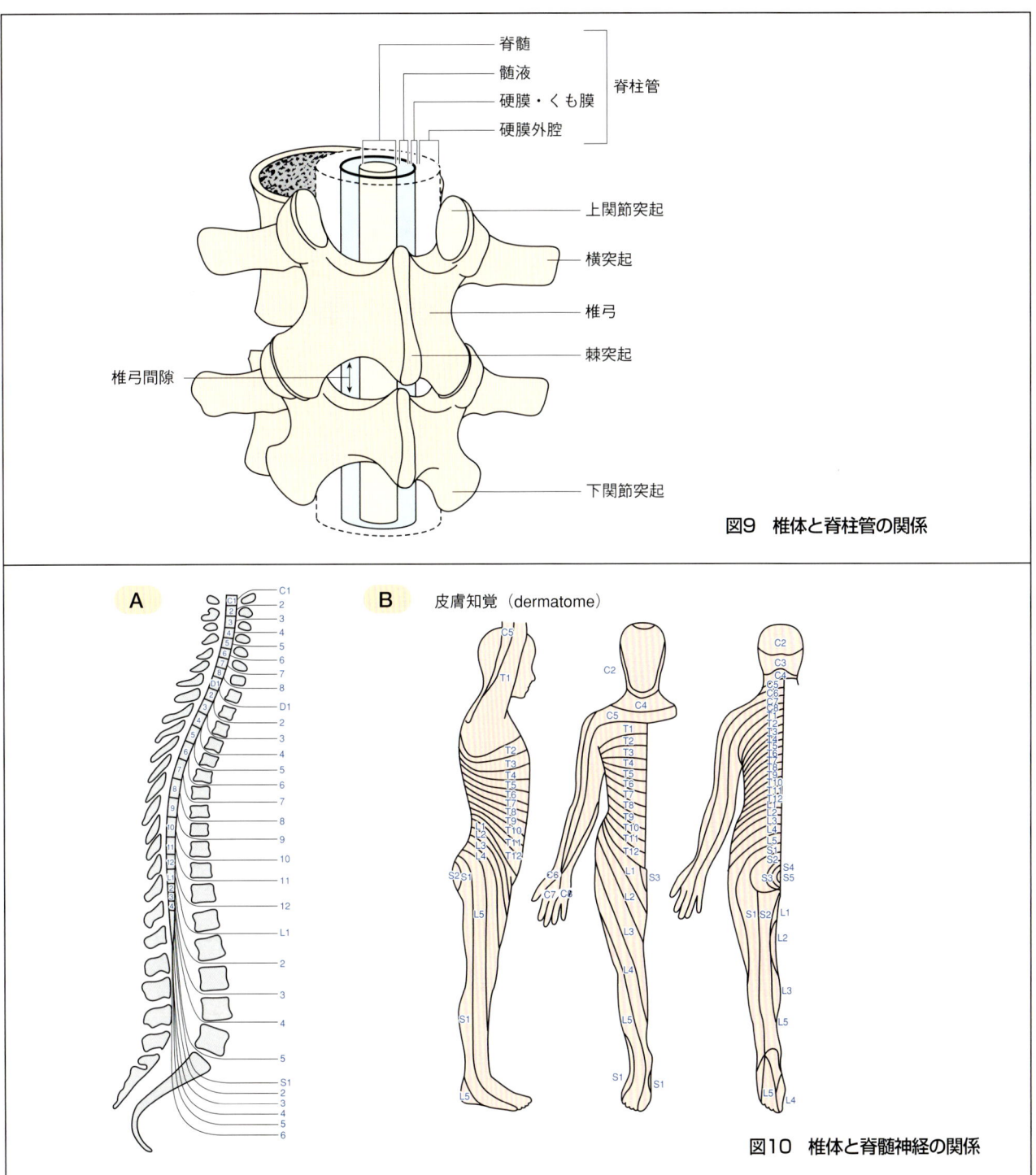

図9 椎体と脊柱管の関係

図10 椎体と脊髄神経の関係

る椎間板の変性のため椎弓間隙が狭窄しやすい．椎弓間隙には線維構造を持つ**黄色靱帯**が存在し，硬膜外腔を覆っている．黄色靱帯の厚さは脊柱管の部位で異なるが，成人の腰部，正中で平均5〜6 mmである．

硬膜外麻酔は針を用いて骨を避け，椎弓間隙から黄色靱帯を穿通して薬液注入，カテーテル挿入を行う技術である．目的とする硬膜外腔は脊髄を包む硬膜の外周にあり，大後頭孔から仙骨裂孔まで存在する．硬膜外腔の容積は椎体レベルによって異なり，解剖学的に脊髄の太い部位では相対的に狭くなる．よって頸胸部，腰部の膨大部で狭くなり，その間の上部頸椎，中部胸椎では広い．

2）穿刺部位の選択

穿刺部位は，臨床的にはC6/7からL5/S1までの椎間と仙骨裂孔であり，手術臓器の支配神経や創部皮膚知覚（図10B）を考慮し，カバーすべき麻酔範囲の中心が選択される．硬膜外腔で麻酔薬の作用する部位は神経根〜脊髄神経節といわれるが，脊髄は脊柱管より短く，各椎間の椎間孔から出る脊髄神経の神経根は数椎体上のレベルにある（位置のずれは尾側ほど大きい）ことを考慮する（図10A）．

大まかな支配神経を表に示す．体表から視認または触知できる，項部棘突起最突出部のC7，肩甲骨下端のT7，腸骨稜のL4（触診法で皮下脂肪の多い場合はL3），後上腸骨棘のS2を目印にするが（図11），皮下脂肪や筋肉により棘突起が触れられない場合は穿刺が難しくなる．初心者は腰部アプローチの経験を積み，慣れてから胸部，頚部，仙骨部に臨む方が望ましい．

表　主な神経支配

C6〜T1	甲状腺，鎖骨，乳腺
T4〜T7	心臓，肺
T8〜T10	胃，空腸，肝臓，胆嚢，膵臓，腎臓
L1〜L4	結腸，子宮，膀胱，鼠径部

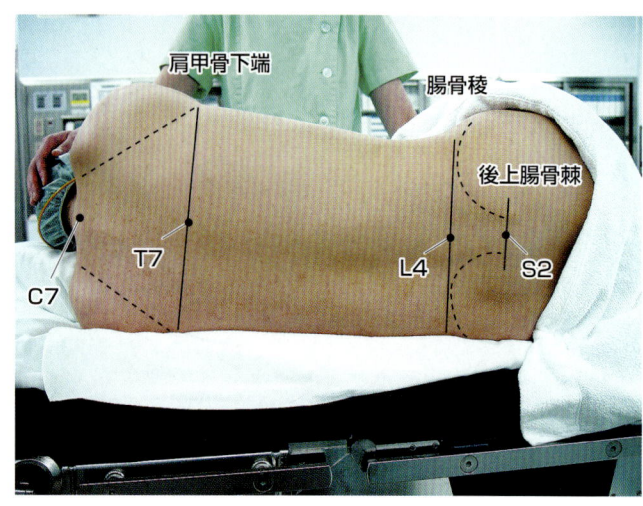

図11　体表から視認，触知できる目印

4．穿刺（puncture）

1）アプローチ

穿刺法は，針の刺入点により**正中法**と**傍正中法**とに分けられる．

正中法は目的とする椎間の上下棘突起間，正中線上からの穿刺であり，腰部では患者背面に対し垂直に近い角度で針を刺入し，胸部では針の角度をかなり傾ける必要がある．傍正中法は正中から側方に離れた刺入点から，針を頭側，正中方向に傾け刺入する方法である．

一般的に椎弓間隙が広い頚部，腰部はいずれの方法でも穿刺可能であるが（図12），胸部（特に中部胸椎 T4〜9）は棘突起の解剖学的形状から傍正中法でないと穿刺が難しい（図13）．また，正中法は経験の少ない穿刺者の教育に適しており，傍正中法は融通性に富むことから熟達者が好む傾向がある．なお，硬膜外腔静脈叢は正中付近に少なく，側方に密に分布しているため血管損傷（出血）やカテーテルの血管内挿入（迷入）は正中法では少ない．

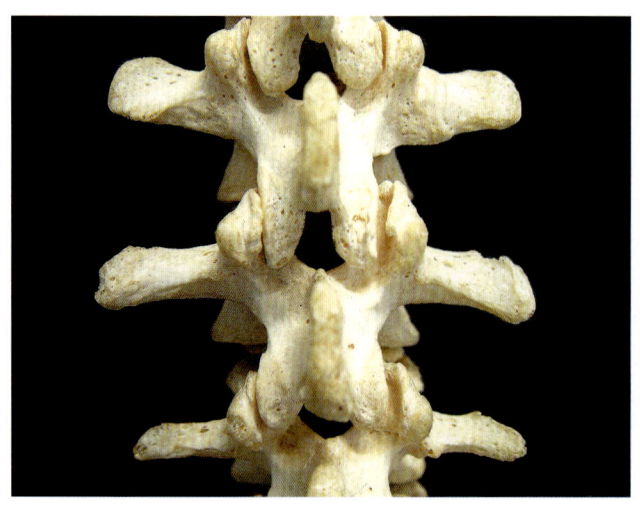

図12　腰椎の椎体（正中法，傍正中法どちらでも穿刺可能）

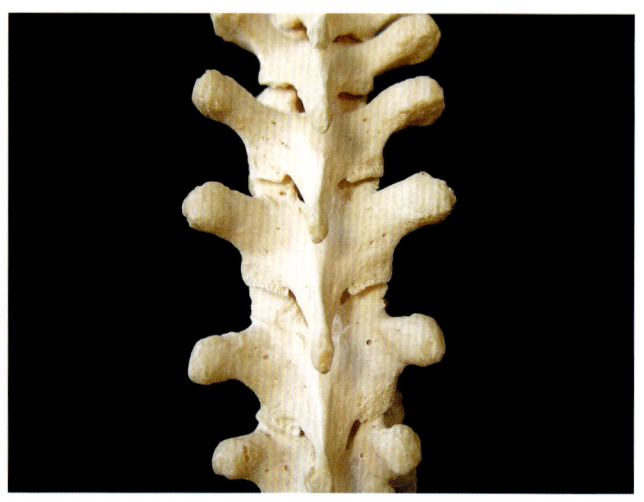

図13　胸椎椎体（傍正中法での穿刺が可能）

2) 穿刺部の消毒

ポビドンヨード，消毒用エタノールを用い穿刺部を中心に広い範囲の消毒を行う（図14A〜C）．針と患者の背中面（＝脊柱）の関係が把握しやすいよう，慣れるまで穴布の使用は避けた方がよい〔ビニール素材の穴あき透明ドレープが有用である（図15）〕．穴布を使用しない場合でも，カテーテル挿入完了までの清潔状態を維持するため，四角巾を患者の下に敷く．

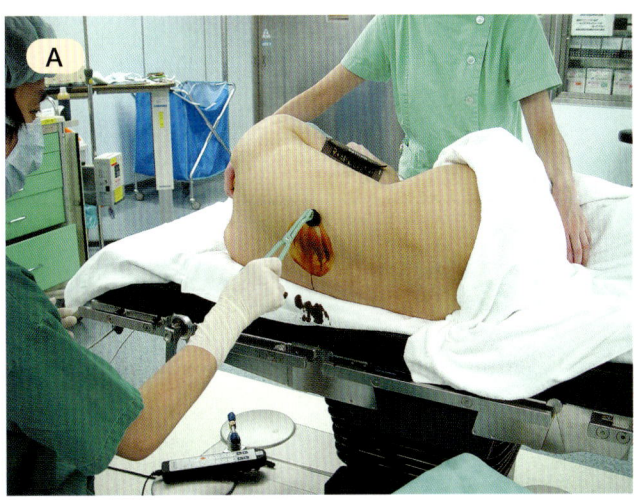
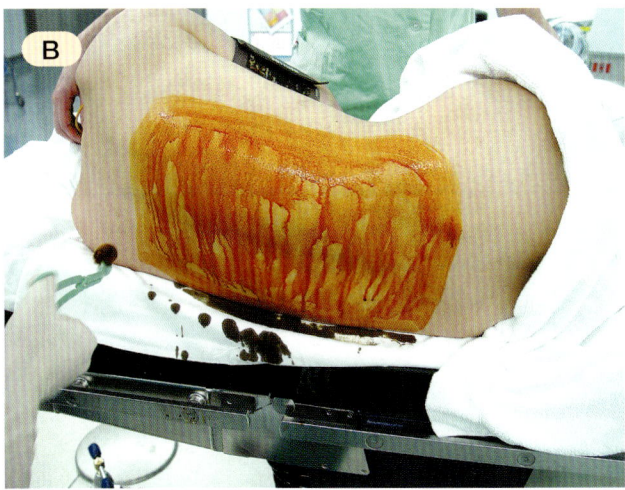
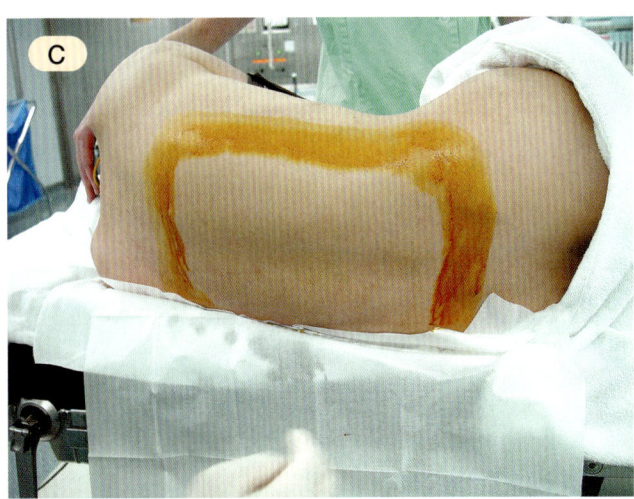

図14 消毒法
ポビドンヨードで穿刺部を中心（A）に広く消毒する（B）．チオ硫酸ナトリウム・エタノール液（ハイポエタノール）で中心を脱色（C）

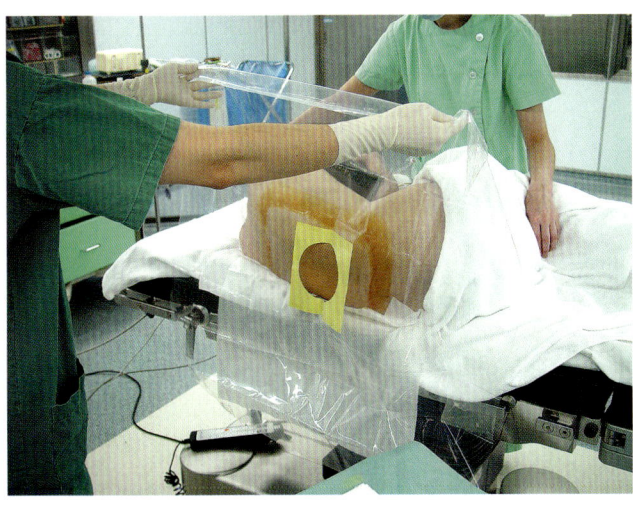

図15 穴あき透明ドレープの使用

3）穿刺部の確認と局所麻酔

目的とする椎間を棘突起の触知により確認する．通常左手示指，中指の2指で棘突起を挟むようにし，頭側の棘突起の尾側縁から棘間の位置を把握する（図16）〔左手母指のみで行う場合もある（図17）〕．皮内〜皮下組織に0.5〜1.0%リドカインによる局所麻酔を行うが，麻酔薬の浸潤により皮下が膨隆し，棘突起，棘間の位置が不明にならないよう，初心者は事前にマーキングを行ってから行う方がよい（図18）（熟達者は棘突起を触知している指を離さずに，右手のみで局所麻酔を行える）．

正中法においては，棘上靱帯より内部の組織には感覚線維が分布しておらず，理論的には黄色靱帯から麻酔を行う必要はないと考えられるが，針が正中から逸れ，筋肉，骨膜など有痛組織に触れる場合もあるため，傍正中法と同様，周囲組織も含め十分な浸潤麻酔が必要である．

> **注意** 局所麻酔時には吸引により血液の逆流がないことを確かめてから局所麻酔薬を注入する（注入時には針を固定せず，針先を動かしながら薬を入れるとよい）．

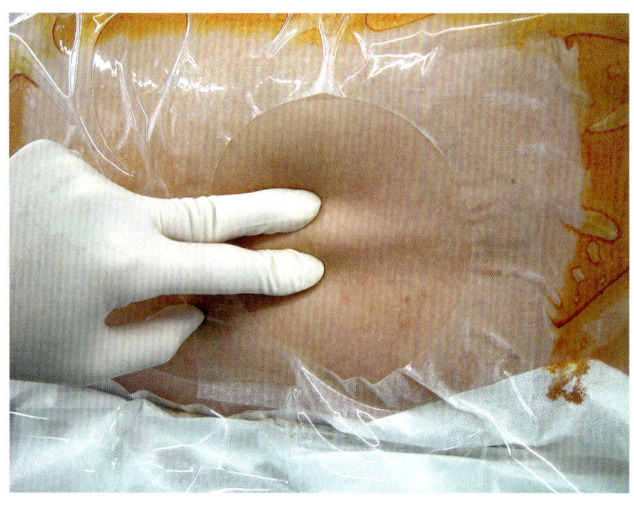

図16 棘突起の確認①：左手示指・中指による触知

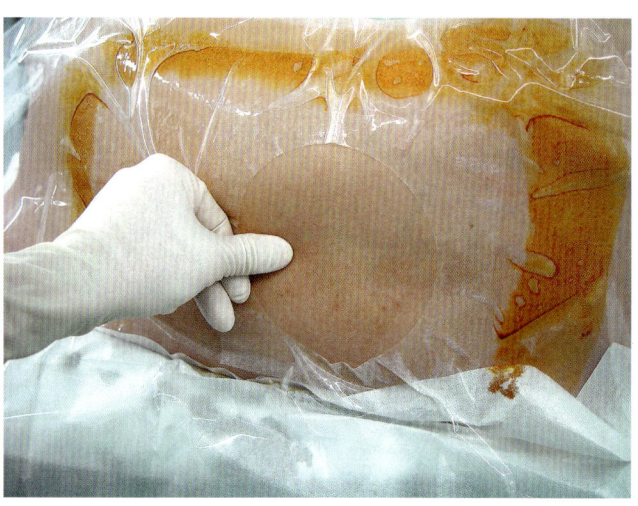

図17 棘突起の確認②：左手母指による触知

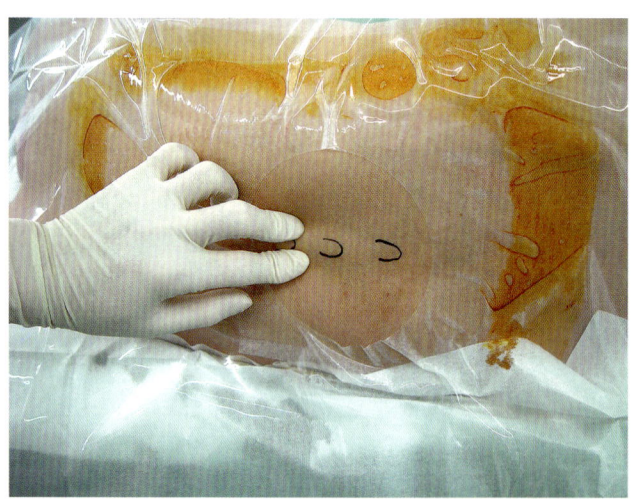

図18 棘突起のマーキングを行ったケース

5. 傍正中法の実際

　傍正中法は，成書によると，「棘突起上端の高さで正中から1.5〜2cm側方に離れた点から穿刺し，頭側，正中方向に刺入する」と記載されているが，実際，穿刺の位置，正中からの距離は必ずしも常に一定ではなく，患者の状態と麻酔科医の経験により調節されることが多い．一般的には正中から1〜1.5cmの位置から最短距離の椎弓間隙を狙う麻酔科医が多いように見受けられる．

　針の持ち方は左母指，示指で針の左翼を，右母指，示指で右翼をつまみ，左右の中指を針柱にあて皮膚を穿刺する（図19）．

> **Point**
> 皮膚の刺入にはある程度の力を必要とし，はじめは右手で針全体を持ち（図20），左手指で棘突起方向を確認しながら右手掌で押し，刺入する（図21）．

> **Point**
> 硬膜外麻酔針は先端に曲がりがあるため，ベベル（切り口）を患者頭側に向け針を進めた方が上下（患者の左右）方向にぶれない．

　両薬指，小指は患者の背中につけ，急激に深く入り過ぎないよう中指でブレーキをかけながら，翼を持つ指で針を進める．右手では押す力を加え，左手で押しすぎないようにするとよい（図22）．

　次に針を椎弓間隙から黄色靱帯まで進めるが，あらかじめ局所麻酔時に注射針で椎弓までの深さや椎弓間隙の方向をある程度イメージし，それを参考に穿刺を行う．皮膚から硬膜外腔に到達するまでの距離は，日本人成人では4cm前後のことが多いが，椎弓までの皮下脂肪，筋層の状態で異なり，穿刺点と方向（刺入角度）によってもかなり違うため，距離のみによる判断は一般的ではない．教科書的には，針先が黄色靱帯に入ると針のふらつきが少なくなり固定された状態になるため，それを参考にするとよいとされているが，針の性能や患者側の要因により黄色靱帯と周囲組織との抵抗の違いはまちまちであり，穿刺中なんら抵抗の違いや固定感を覚えることなく硬膜外腔に達してしまうこともあるので注意が必要である．

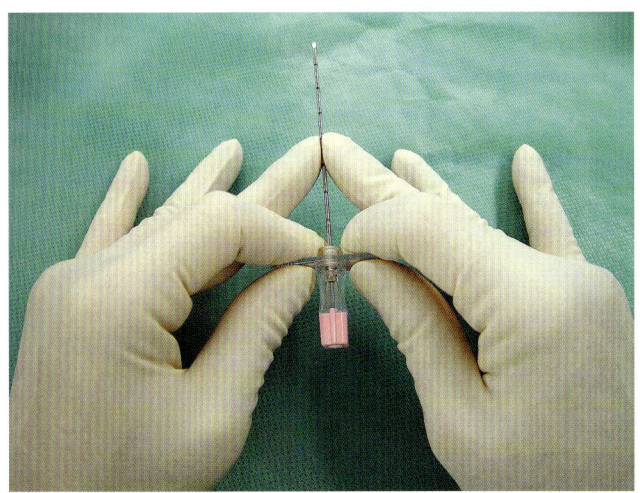

図19　針の持ち方

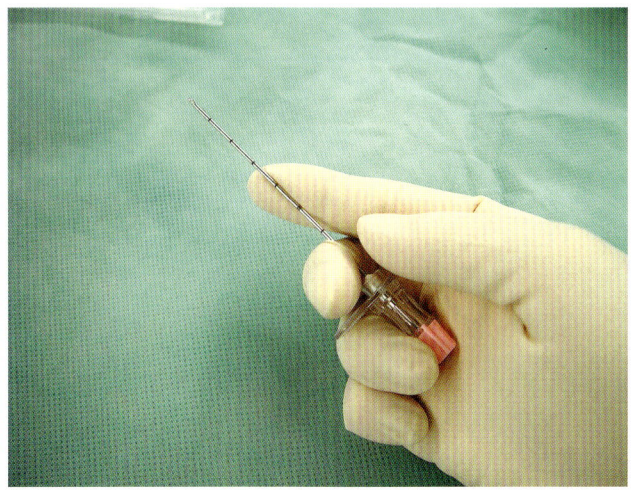

図20　皮膚刺入時の持ち方

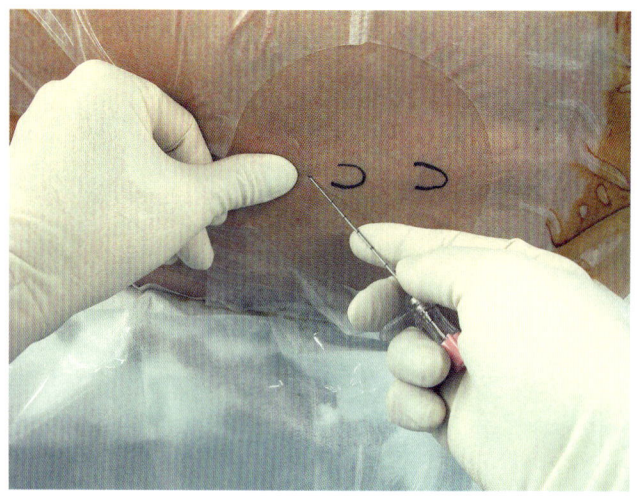

図21 棘突起を触知した状態での穿刺

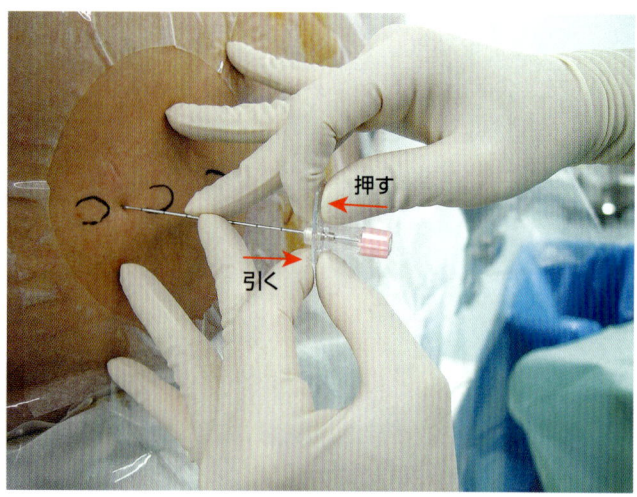

図22 針の力のかけかた

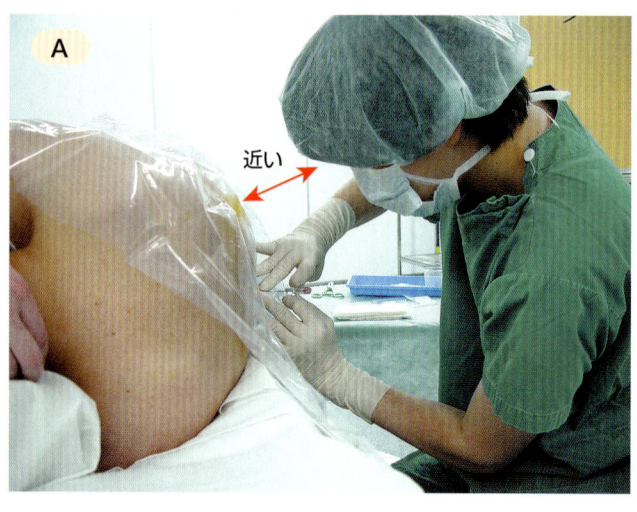

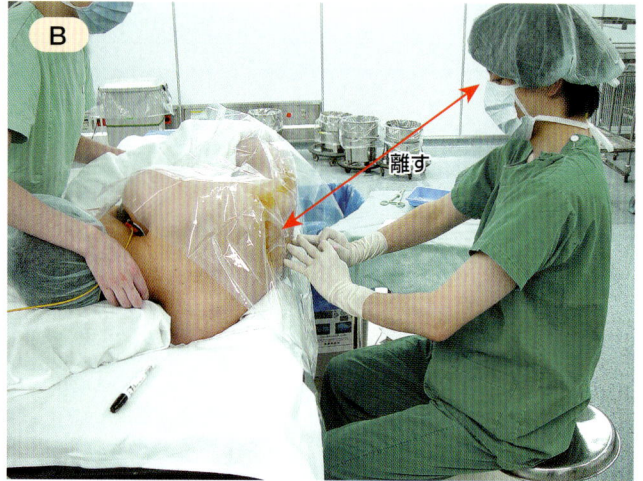

図23 穿刺の体勢
A）悪い例：目線が近すぎる．針がどの方向に進んでいるか見失いやすい
B）よい例：遠目から全体像を見るようにする

> **Point**
>
> 針を深く入れ過ぎると硬膜穿刺や神経損傷を起こす可能性があるため，穿刺時にどの程度まで針を進めてよいか不安を感じる場合には，刺入部直下の椎弓にまず針先をあて，その深さを指標として，針の向きを修正して椎弓間隙を探す方法の方が安心感が得られる．この方法では，徐々に頭側正中方向（ななめ上方）に針を向け，骨性抵抗を離れればそこが椎弓間隙であり，仮にねらった椎間に至らなくてもそのまま椎弓上を頭側に辿れば，1つ上の椎弓間隙に進むことができる．
>
> 穿刺部位，穿刺法を問わず，意図せず針が骨にあたって穿刺できない場合があるが，その際には針先が椎体のどこに接触しているかをイメージし，針を皮下まで引き抜き，骨性抵抗を回避できると思われる方向に穿刺し直す必要がある．それには患者の体勢と針の関係を注意深く観察し，椎体の解剖（椎弓と種々の突起の構造）を加味した三次元的な理解が要求される．
>
> 難渋例で穿刺に熱中しているときほど，術者の視線は近くなりがちで（図23A），針が患者のどの方向に進んでいるかを見失っていることが多い．特に患者の傾きを見誤ると，穿刺方向が根本的に間違ってしまうため，術者は姿勢を正し，落ち着いて遠くから全体像を見て正確な判断をすることが重要である（図23B）．
>
> さらに穿刺が成功しない場合には，穿刺椎間の変更，患者の体位の取り直しを行い，状況により術者の交代，麻酔計画の変更（穿刺の中止）を考慮する．

6. 硬膜外腔の確認

針先が硬膜外腔に達したかどうかは，硬膜外腔の陰圧を確認することで知ることができる．代表的な方法に**loss of resistance**（抵抗消失）法と**hanging drop**（水滴/懸滴）法がある．

1）loss of resistance法

loss of resistance法は，少量の生理食塩水か空気あるいはその両方（生理食塩水2 mL＋空気0.25 mL程度）を入れたシリンジを，穿刺針が黄色靱帯に入ったと思われるところから接続し，プランジャー（押し子）に圧（＝抵抗）をかけながら（指1本で軽くかける程度）針を刺入して圧の減弱（＝抵抗の消失）を確認する方法である（図24）．本来は持続的に加圧しながら針を進める方法であるが，実際は針を数mm挿入しては抵抗を確かめるという行程をくり返して行う術者が多いと思われる．

熟達者は針を進めている最中に黄色靱帯を通過した感覚（抜けた感じ）がわかり，さらに圧をかけ再確認をするという方法をとる〔loss of resistance法と区別してtactile（触感）法という〕．

成功のコツは，
・生理食塩水などであらかじめプランジャーの滑りをよくしておくこと
・椎弓間隙を狙い黄色靱帯に達した点から硬膜外針のマンドリン（内套）を抜きシリンジを接続するまで左手で針をしっかり把持し，針の方向性を維持しておくこと

である．

2）hanging drop法

hanging drop法は，針のハブ（接続部）に水滴をつけ，針先が硬膜外腔に達したときに陰圧により水滴が吸い込まれるのを見る方法である（図25）．loss of resistance法に比べ，常に両手で針を操作できるため，穿刺方向が狂いにくいこと，水滴の移動が第三者からも視認できることなどの利点がある（ただし，最終確認としてシリンジを接続して抵抗をみていることが多い）．

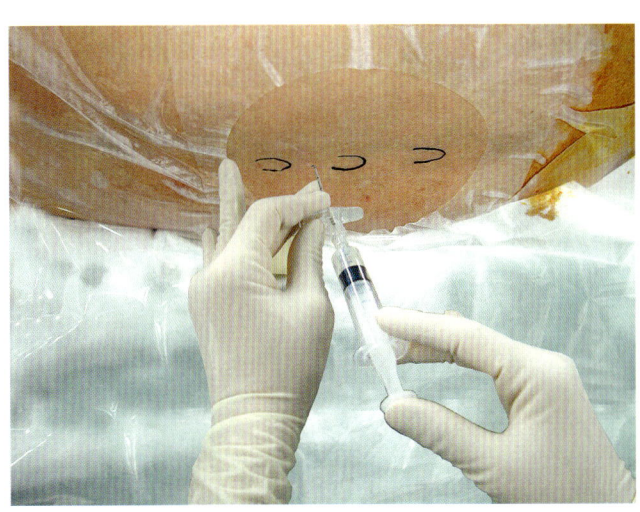

図24　loss of resistance法

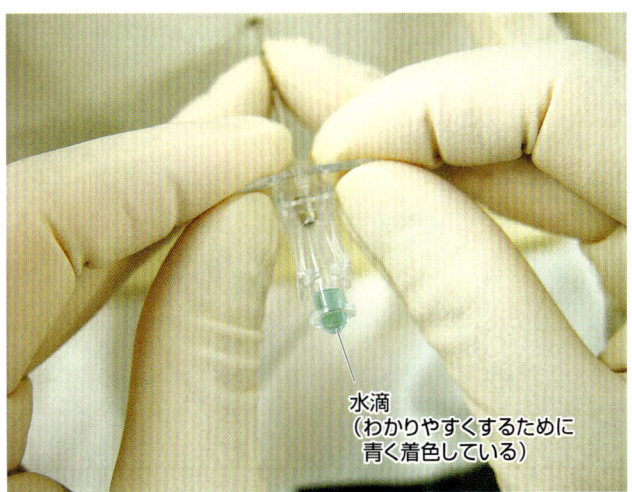

図25　hanging drop法

7. カテーテルの挿入

硬膜外腔確認後，血液，髄液の逆流がないことを確かめ，カテーテルを挿入する．通常，この状態で針から手を離しても針先の位置が動く心配はない．

1）挿入手順と注意点

カテーテル挿入に先立ち硬膜外腔に局所麻酔薬1〜2 mLを注入する．硬膜には感覚神経上行枝はなく

通常カテーテル挿入中の患者の感覚（異和感，こすれる感じ）は生じないが，カテーテルの挿入抵抗をなくす意味で用いられることが多い．針先が正しく硬膜外腔にあれば，カテーテルはスムーズに挿入できる（図26）．逆に抵抗なくカテーテルが挿入できることが硬膜外穿刺成功のサインであり，カテーテル挿入不能例の多くは硬膜外腔の誤認により生じる（実際には硬膜外麻酔針の先端の曲がりにより，カテーテルが針の出口付近を通過する際に若干の抵抗がある）．

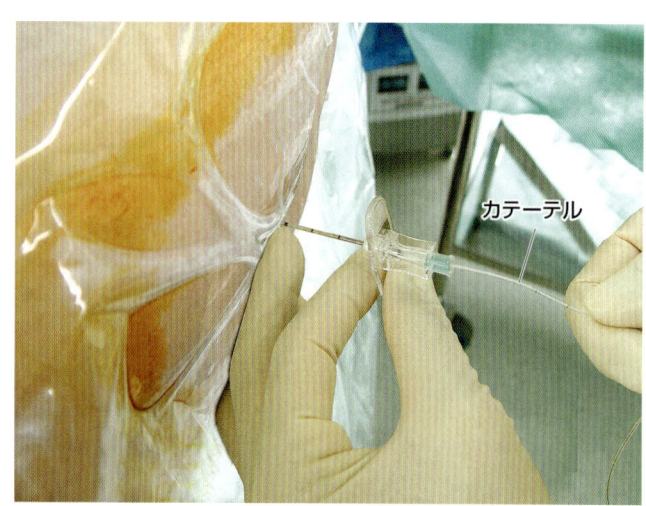

図26　カテーテルの挿入

loss of resistance法で明らかに硬膜外腔と思われるのに，カテーテルを挿入してみると抵抗が強くて入らない場合は，針先端が完全に硬膜外腔にない，硬膜に密着している，などが考えられる．その場合は，カテーテルを引き戻し針を回転させる，硬膜外腔にさらに局所麻酔薬を追加する，などの方法が功を奏すことがある．ただし，カテーテルを戻す際には細心の注意を要し，引っかかりがある場合はカテーテルを針のベベルで切断しないよう全体を抜去する．数回試みて挿入不可能なときは，穿刺からやり直し，場合により椎間を変更する．

2）留置するカテーテルの長さ

硬膜外腔が確認できた位置での針の深さを考慮して，硬膜外腔内に留置するカテーテルの長さを決める．カテーテルは硬膜外腔内を必ずしも直線的には走行しないため，留置長は3〜5cm程度にとどめるべきである（X線透視下に確認する場合を除く）．5cm以上の挿入はカテーテルの屈曲，反転，前硬膜外腔への迷入，椎間孔（脊柱間孔）からの逸脱，結節形成などを起こす可能性がある．ただし産科麻酔（無痛分娩）では分娩に要する時間，母体の体動を考慮し，やや深めに挿入した方が長時間に渡る適切な効果が得られる．針の抜去時には一緒にカテーテルが抜けないよう注意する（上記の理由によりあらかじめカテーテルを深めに挿入し，針とともに抜去してくる方法は不適切である）．

8．局所麻酔薬の硬膜外注入

カテーテルの挿入が完了したらドレープ，テープなどにより皮膚へ固定する．透明な素材のものを使用するとカテーテルの深さや皮膚の状態，出血などが確認でき，便利である（図27）．test doseとして1％リドカインを3mL程度注入し，脊髄くも膜下麻酔になっていないことを確認する．このときエピネフリン（20万倍）含有リドカインを使用し，心拍数増加を認めれば薬液が血管内注入になっていることがわかる．

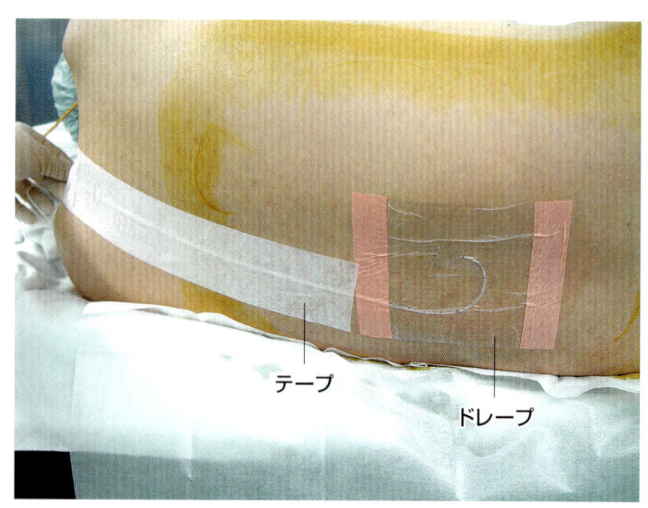

図27　カテーテルの固定

> **memo**
> 妊娠後期（子宮），腹水，腹腔内骨盤内腫瘍，体位などの影響で下大静脈が圧迫されている場合，骨盤内，下肢からの静脈還流は内腸骨静脈叢から奇静脈にシフトし，硬膜外腔の静脈叢を怒張させるため，このような場合には血管穿刺やカテーテルの血管内挿入（迷入）の頻度が高くなる．

　局所麻酔薬の注入量は目的とする麻酔範囲により決定するが，薬液の量と得られる麻酔域の関係は脊柱の部位，薬液の種類，濃度などにより異なり，さらに患者の年齢，硬膜外腔の血管，脂肪，結合組織の状態，硬膜外腔の圧（脳脊髄液圧），硬膜外麻酔の既往などによる個人差が非常に大きい．一般的には「腰部にくらべ胸部は少ない量でよく広がり，仙骨部では多い量が必要になる」と言われている．平均的な1分節あたりの容量は，リドカインの場合20歳前後が1.4～2.0mLと最大で，以後年齢とともに漸減し，60歳代では0.8～1.2mLといわれている．これは若年者では薬液が神経に沿って椎間孔から脊柱の外に漏出するが，高齢者では椎間孔に線維性癒着が生じ，漏出量が少なくなることも関係している．

　一方，同じ量の局所麻酔薬を硬膜外麻酔針から直接一括注入した場合と，0.5mL程度ずつカテーテルから分割投与した場合の，効果の発現時間，ブロックの程度，麻酔域には差がないといわれている．投与量は患者ごとに少量ずつ効果をみながら慎重に判断して決定すべきではあるが，臨床では時間的な制約や全身麻酔に併用して行うことが多いことから，厳密な効果判定はなかなかできないことが多い．

■ 参考文献

1）瀧野善夫：Ⅲ．神経　8．硬膜外麻酔に必要な解剖．「麻酔科診療プラクティス5　麻酔科医に必要な局所解剖」（高崎眞弓 編），pp168-174，文光堂，2002

2）松本真希：Ⅱ．脊髄と脊柱　3．硬膜外ブロック．「麻酔科診療プラクティス12　ペインクリニックに必要な局所解剖」（高崎眞弓 編），pp70-75，文光堂，2003

3）小坂義弘：「新版　硬膜外麻酔の臨床」（真興交易医書出版部），1985

4）David, L. Brown：Ⅲ．麻酔管理総論　第43章　脊髄くも膜下麻酔，硬膜外麻酔，仙骨麻酔．「ミラー麻酔科学」（Ronald, D. Miller 編，武田純三 監），pp1287-1310，メディカル・サイエンス・インターナショナル，2007

5）齋藤洋司 他：－第10回硬膜外麻酔研究会－シンポジウム．「硬膜外腔と広がり」，日本臨床麻酔学会誌，25（1）：pp69-104，2005

第1章 硬膜外麻酔

3 成人での挿入

金井昭文

硬膜外麻酔の実際について記載した．脊椎の解剖と使用薬の特性を理解することが硬膜外麻酔の上達には不可欠と考えられる．硬膜外麻酔の手技に関しては特に詳細に述べたが，筆者の経験則に基づく部分が含まれることを御容赦願いたい．

1．腰　椎

1）硬膜外腔への接近法：正中法と傍正中法

靭帯と硬膜外腔における針挿入時の圧抵抗差を利用して硬膜外腔穿刺は行われる．正中法での針は棘上靭帯 → 棘間靭帯 → 黄色靭帯（図1）を強い圧抵抗のもと通過し，明らかな圧抵抗差により硬膜外腔の正中に達することができる．腰部と頸部では正中法が基本となる．中～下部胸椎では棘突起が尾側に高角度で突出しているため，正中法では針が硬膜外腔に達するのが困難である．また，椎骨の変形が激しい場合にも正中法がしばしば困難となり，これらの場合に傍正中法を選択する．いずれにせよ，針挿入における**筋肉，靭帯，骨の抵抗の違いを覚えることが重要**である．

2）正中法による硬膜外カテーテルの挿入手順（施行者を右利きとして記述）

① 患者体位は通常側臥位とし，患者は両膝を抱えて丸まり，背部をできるだけ後方に押し出す（図2）．この姿勢により，椎間が広がって硬膜外針を進めやすくなる．背面はベッド横軸に垂直，ベッド縦軸に平行とする．

② ヤコビー線（Jacoby's line：両腸骨最上点を結ぶ線）を指標に，目的とする椎間を探す．ヤコビー線は通常L4棘突起と交わるが，硬膜外穿刺における脊柱屈曲位では尾側にずれ，L4/5を通過することが多い．初心者は穿刺部位にマーキングするのがよい．

③ 皮膚消毒は予定穿刺部位から外に向けて余白なく2～3回行う．途中で穿刺部を別の椎間に変更できるように広めに消毒しておく．消毒はポビドンヨードまたはクロルヘキシジンで行う．クロルヘキシジンの方がポビドンヨードよりも殺菌作用が強い可能性があるが[1]，クロルヘキシジンが透明であるのに対し，ポビドンヨードは褐色であるので消毒部位を後から確認できる（余白なく消毒できる）．皮膚はすぐに消毒されないので先に消毒を行い，その後に使用薬剤などの用意をする．最後に余分な

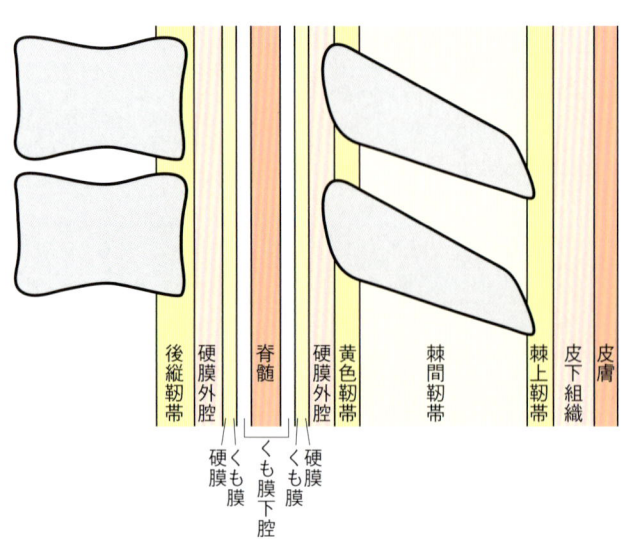

図1　硬膜外麻酔に関わる解剖

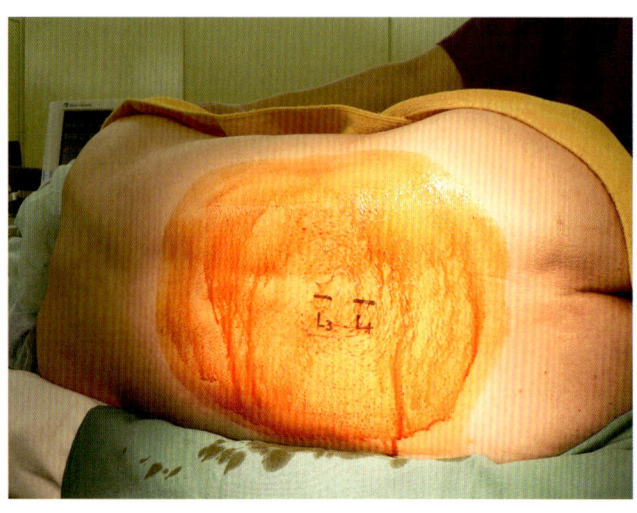

図2　患者の体位

ポビドンヨードを拭き取る（中和する）が，その際に使用する**チオ硫酸ナトリウム・エタノール（ハイポエタノール®）は透明で神経毒性が強い**．この溶液を硬膜外腔に誤投与して重篤な神経学的後遺症を起こすことがあるので，トレーの上にないようにし，使用直前に他者から受け取るようにする．また，使用後も近くにおかないようにする．また，右利きの施行者はトレーを右側に用意する．

④ 穿刺部位が施行者の頸部〜胸部の高さにくるように患者ベッドまたは自身の椅子を調節する．これにより，患者背面と硬膜外針の角度が確認しやすく，また，硬膜外針を安定して進められる（硬膜外針に力を加えやすい）．

⑤ 左手の示指と中指を立てて背部を探り，穿刺部位（棘突起間正中）を明確にする．2本の指の間を正中線が通過するようにし，正中線上の2指間を穿刺部位とする（図3）．

⑥ 穿刺部位の皮膚と皮下に局所浸潤麻酔をする．深部まで針を刺入して硬膜穿刺しないように注意する．30G針で行うと痛みが少ない．局所麻酔薬はリドカイン（キシロカイン®）1.0〜2.0％で1〜3 mLとする．大容量を用いると棘間靱帯などの同定が困難となり，硬膜外麻酔の投与量も制限される．

⑦ 右手の母指と示指で針尾端を掴み，中指で柄を押さえて硬膜外針を刺入する（図4）．刺入困難であれば刺入部位を針でカットして広げる（図5）．硬膜外針は躯幹の左右軸に対して直角，頭尾軸（棘突起列）に対して直角または少し尾側に傾けて（針先をやや頭側へ向けて），**針先が正中から外れないように進める**（図4）．頭尾側の2つの棘突起の位置を左指で確認しながら針を進めると，針先が正中から外れにくくなる（図6）．硬膜外針が棘上靱帯に達すると抵抗が強くなる．硬膜外針が棘上靱帯から棘間靱帯に入った感触を得たら，いったん硬膜外針から手を離してみる．硬膜外針は棘間靱帯に入っていればピンと張るが（図7A），入っていないと垂れ下がる（図7B）．

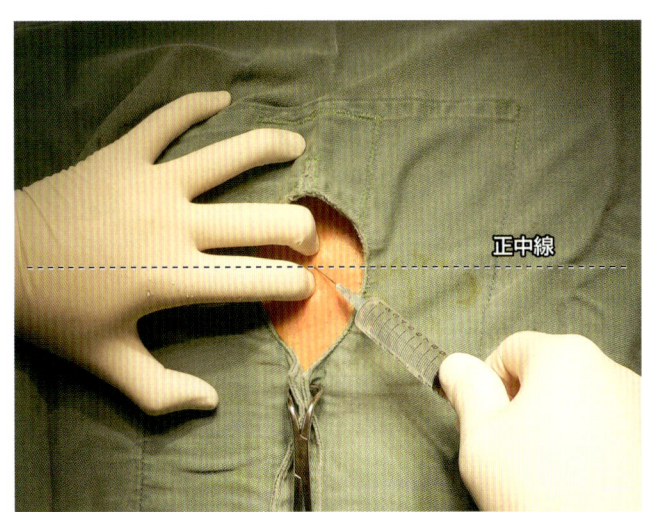

図3　穿刺部位の確認

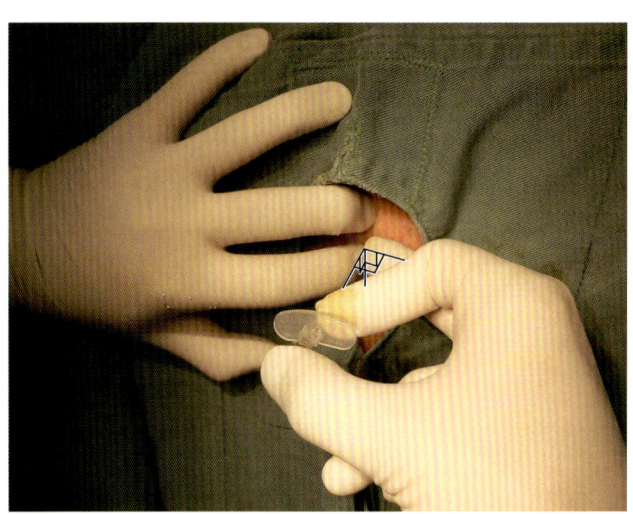

図4　針の持ち方と刺入角度

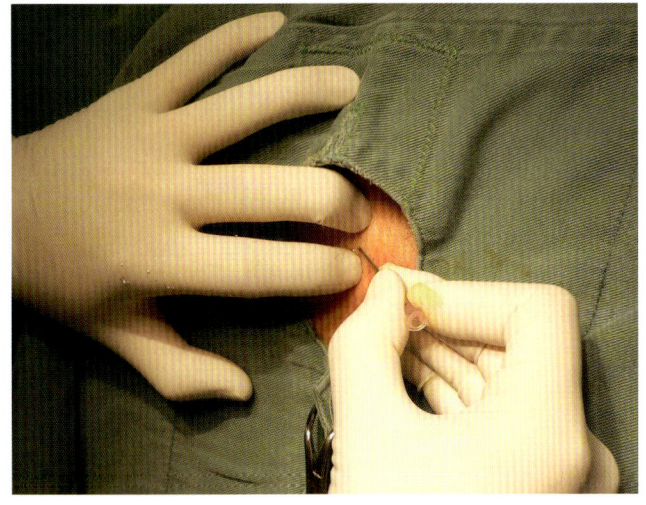

図5　穿刺部位の拡大

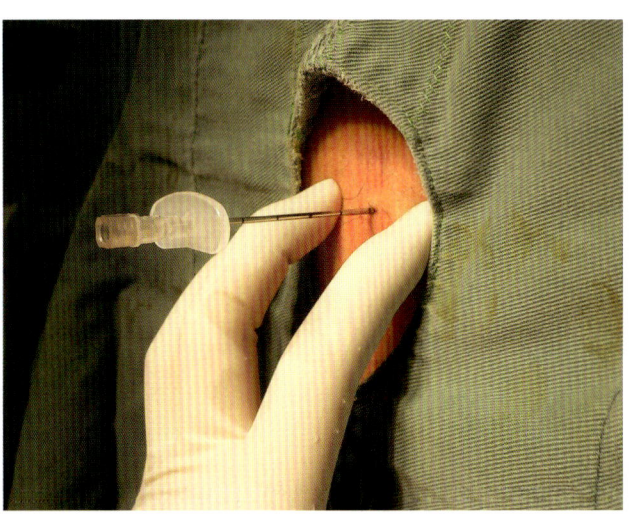

図6　針の挿入部位の確認

> **Point**
> 硬膜外針が棘間靱帯に固定されたとき，改めて頭尾側の2つの棘突起の位置を確認する．すなわち，固定が正中であることを確かめる（図6）．

⑧ 硬膜外針を回転させて，針先ベベル（針穴）を頭側に向ける．硬膜外針の内筒針を抜き，生理食塩水を入れた注射器を接続する．注射器は外筒と押し子（押し棒）の摩擦抵抗が小さいLORシリンジまたはガラスシリンジとする．
　まず，注射器の押し子を母指で軽く押し，注入抵抗の大きいことを確かめる．両手の母指と示指で硬膜外針の両翼を持ち，両中指を患者背部に接しさせながら針柄を挟んで固定する．この状態で硬膜外針を2mmずつ進める（図8）．2mmの前進ごとに注射器の注入抵抗を確認する（図9）．硬膜外針の先端部分が黄色靱帯を通過して硬膜外腔に到達すると，急に注入抵抗が消失し，注射器の押し子の抵抗が軽くなる．このようにして硬膜外腔を特定する方法を「loss of resistance法（抵抗消失法）」と呼ぶ．硬膜外腔までの距離を硬膜外針の目盛りで確認しておく．

⑨ 硬膜外針の外筒から注射器を離して，硬膜外カテーテルを挿入する．カテーテルは穿刺部位より頭側の硬膜外腔に留置するので，硬膜外腔へ出たカテーテル先端が頭側に曲がるように（カテーテルの曲線が頭側に向く），カテーテル先端付近を右手で掴む．カテーテルの尾部は，垂れ下がってどこかに接触し，不潔とならないよう，左手の環指と小指で挟んで保持する（図10）．

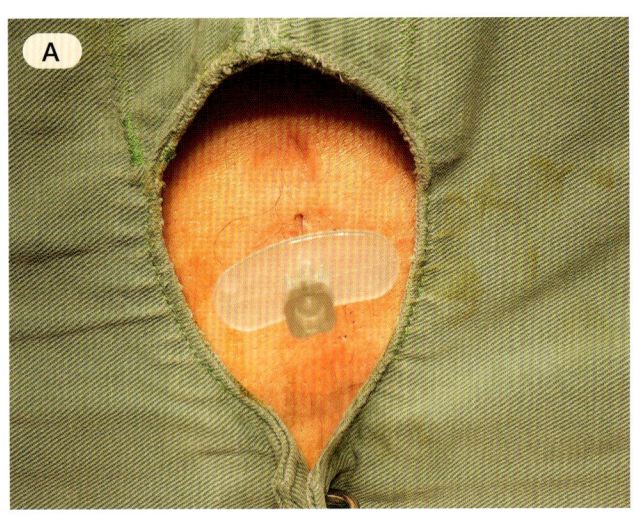
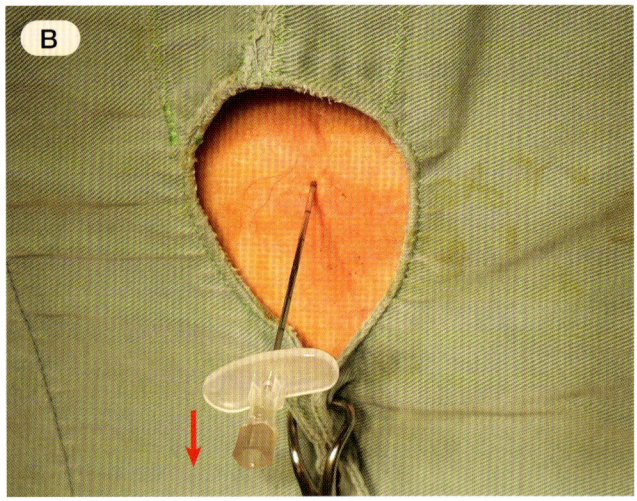

図7　刺入した深さによる針の状態
A）棘間靱帯に入った針：ピンと張っている
B）棘間靱帯に入っていない張針の状態：Aのようにピンと張らず，垂れ下がる（→）

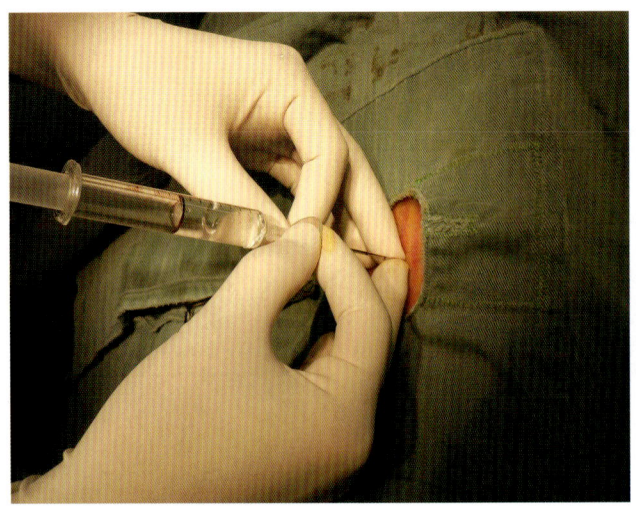
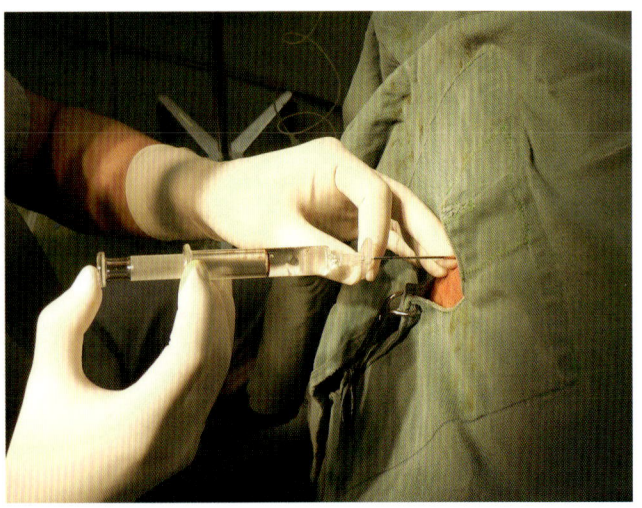

図8　針の持ち方および刺入操作　　　　　　　　　図9　注入抵抗の確認

左手の母指と示指で硬膜外針の左翼を掴み，中指を患者背部と針柄に置いて針を固定した状態でカテーテルを挿入する（図11）．カテーテル先端が硬膜外針先端から出て硬膜外腔内を進むとき（硬膜外針全長が10cmならば，硬膜外針尾端でのカテーテルの目盛りが10cmを超えるとき）は，カテーテルを注意深くゆっくり進める．乱暴に進めると，硬膜外腔は血管が豊富であるため出血する．最終的に硬膜外腔に留置するカテーテルの長さは3～5cmとするが，硬膜外針を引き抜く際にカテーテルも引き抜かれたり，後述する吸引テストの後にカテーテルの深さを調節することがあるため，**硬膜外針を抜く前にはカテーテルの留置を5cmとする**．硬膜外針の全長が10cmであれば，硬膜外針の尾端にカテーテルの目盛りの15cmを合わせると，硬膜外腔にカテーテルが5cm留置される．

> !注意 カテーテルが硬膜外腔をスムーズに進まないときには，もう一度，硬膜外針と躯幹水平面との成す角度（90度）を確認する．また，硬膜外針が正中から刺入されているか，頭尾側の棘突起と硬膜外針刺入部の位置を確認する．硬膜外針先端が正中から外れていると判断された場合には，硬膜外針の深さが変わらないように注意して硬膜外針を傾けて，刺入角度を訂正した状態を保持しながらカテーテルを挿入する（図12）．また，硬膜外針と頭側棘突起列の成す角度が90度以下の場合にもカテーテルが硬膜に当たって進まないことがある．この場合も，硬膜外針の深さを変えずに針柄を尾側に傾けてカテーテルを挿入してみる（図13）．それでもカテーテルを挿入できなければ，硬膜外針を抜いて刺し直す．

⑩ カテーテルが動かないように硬膜外針を引き抜く（図14）．右の示指と母指でカテーテルを固定し，

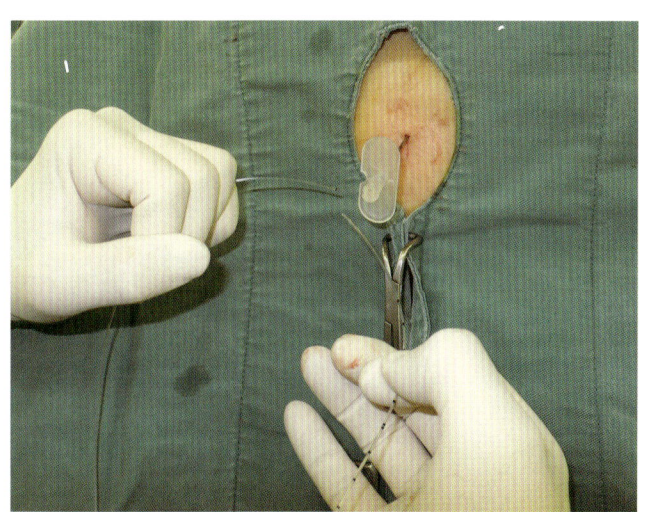

図10　カテーテルの持ち方

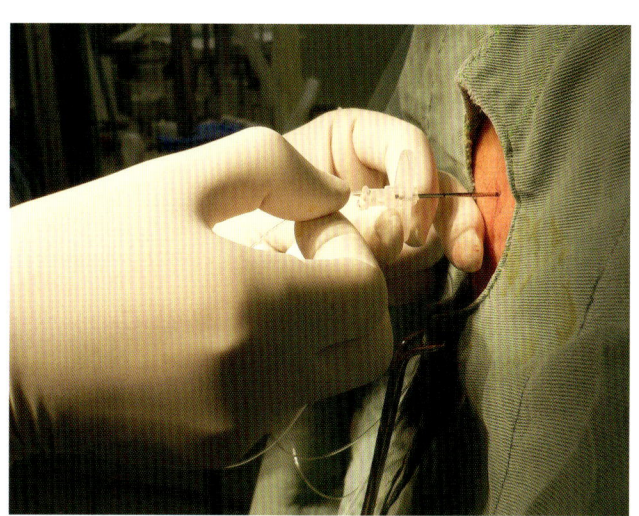

図11　カテーテルの挿入

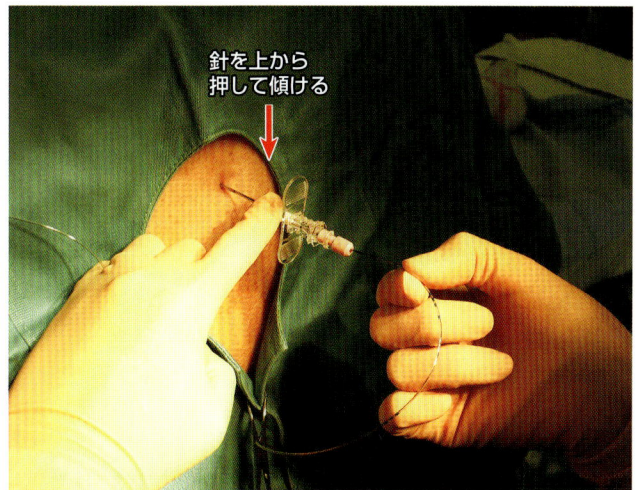

図12　刺入角度の修正：硬膜外針の先端が正中からはずれている場合

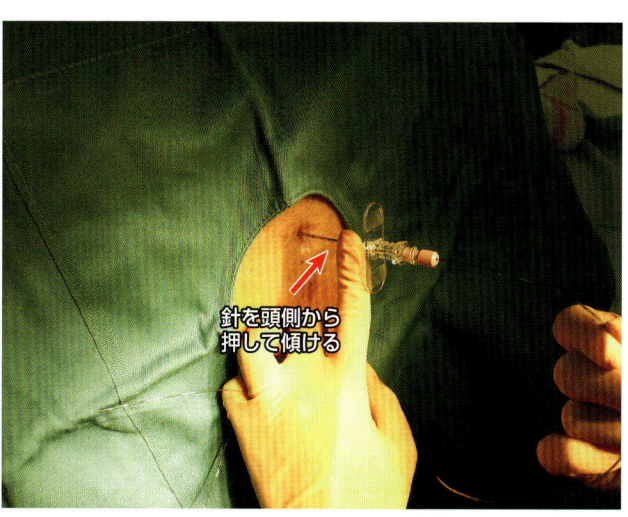

図13　刺入角度の修正：硬膜外針と頭側棘突起列の成す角度が90度以下の場合

左の示指と母指で硬膜外針の翼部を固定し，左中指で皮膚穿刺部を押して硬膜外針をゆっくり抜いて行く．硬膜外針が皮膚から抜けたら，硬膜外針先のカテーテルを右の示指と母指で固定して，硬膜外針をカテーテルから引き離す．皮膚から硬膜外腔までの距離が4cmである場合，カテーテルは目盛り9cmで皮膚を通過する．硬膜外針を抜いた後に，カテーテルの目盛り8cmが皮膚に一致する（硬膜外腔に4cmカテーテルが残る）ようにカテーテルを引き抜く．

⑪ カテーテル尾端にカテーテルアダプタを接続し，カテーテルから血液や脳脊髄液が吸引できないことを確かめる（吸引テスト）（図15）．吸引は注射器を用いてゆっくり行う．急速に吸引すると，カテーテルが血管内に挿入されていても，カテーテル先端に血管壁や硬膜が吸着するために血液が吸引されなくなる．

> **注意** 血液が吸引されたら，吸引されなくなるまでカテーテルを少しずつ引き抜いてよいが，硬膜外腔のカテーテルが3cmになっても血液が吸引される場合には，カテーテルを抜き去り，硬膜外針の挿入角度や椎間を変えて，再刺入する．
> カテーテルから透明な液体が吸引されたら，採取して糖濃度を測定する．脳脊髄液の糖濃度は40〜80mg/dLである．

⑫ 試験投与（test dose）として，1.5〜2.0％のリドカインを2〜3mL注入する（図16）．注入時痛がないことと，下肢の急速な筋力低下がないことを確認する．

> **注意** カテーテルが前硬膜外腔や神経根付近に迷入した場合には注入時痛を生じ，局所麻酔薬の硬膜外腔での広がりが不良になる．注入時痛を生じた場合，カテーテルを少し引き抜き，吸引テストを再度行う．
> test dose後，2分以内に下肢の筋力低下を生じたら，カテーテルのくも膜下腔迷入の可能性が高い．また，5分以内に広範囲の痛覚消失を認める場合は硬膜下またはくも膜下への迷入を疑う．

脊髄くも膜下麻酔併用硬膜外麻酔（Combined Spinal Epidural Anesthesia）においては，test dose前に筋力低下が起こり，test doseが麻酔作用に大きな影響を及ぼすため，生理食塩水による注入時痛の確認のみ先に行い，脊髄くも膜下麻酔の効果が減弱した後に通常のtest doseを行う．また，20万倍エピネフリン〔局所麻酔薬20mL＋エピネフリン原液0.1mL（0.1mg）〕をtest doseに添加しておくと，1分後の頻脈により血管内への迷入を発見できるが，頻脈の他，血圧上昇（1〜2分後），圧受容体反射による徐脈（2〜3分後）などを生ずるので，虚血性心疾患や動脈瘤の患者には注意を要する[2]．

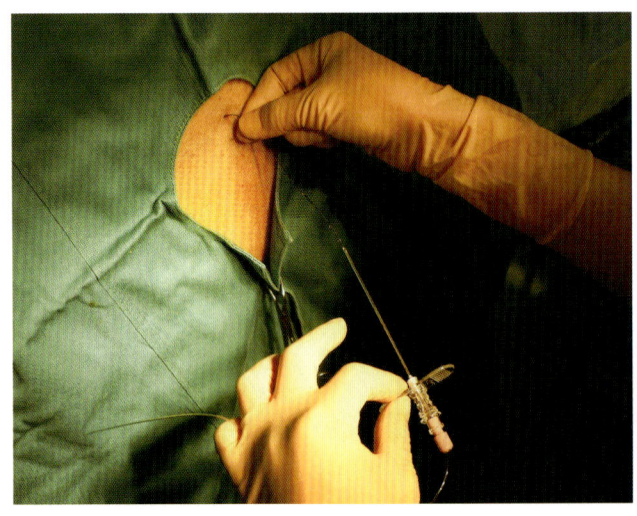

図14　硬膜外針の抜去

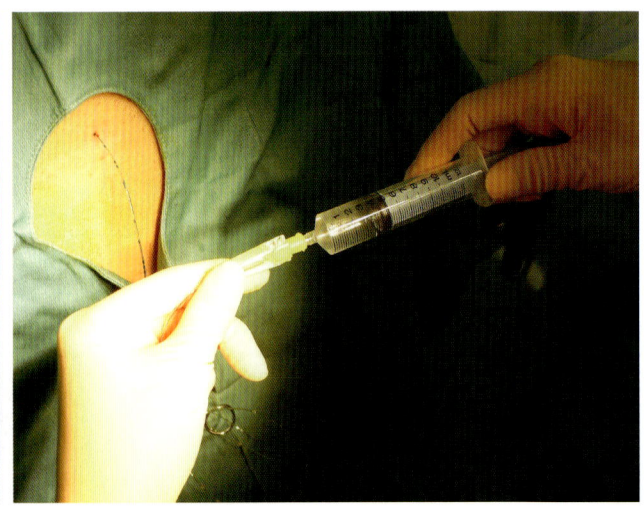

図15　吸引テスト

⑬ カテーテル挿入部位周辺を残し，余分なポビドンヨード消毒薬を2％チオ硫酸ナトリウム・エタノール（ハイポエタノール®）により拭き取る（図17）．

> **注意** カテーテル挿入部位のポビドンヨードをエタノール濃度60％以下である2％チオ硫酸ナトリウム・エタノールで拭き取ると，細菌が増殖し感染しやすくなるので，カテーテル挿入部位は拭き取らない．

3）正中法でカテーテルが上手く入らない原因

① 屈曲位が保たれていない場合

　棘突起間が狭くなるため刺入が困難になる．不安，疼痛などで背屈してしまう場合には，抗不安薬や鎮痛薬の追加を検討する．筋骨格系の問題で屈曲位が取れない場合には，はじめから傍正中法で行う．しかし，筋骨格系に問題がある場合は傍正中法においても椎弓間が狭いために硬膜外腔への到達は難しい．

② 正中より挿入されていない場合

　硬膜外針が正中を外れて直角に刺入されると，針先が靱帯（棘上靱帯 → 棘間靱帯 → 黄色靱帯）を通過しないため圧抵抗が少なくなり，硬膜外腔に出たときの圧抵抗差が小さくなる．そのため，硬膜外腔に気付かずにくも膜下腔に達してしまうことがある．運よく硬膜外腔に達しても，カテーテルは挿入しにくく，前硬膜外腔などに迷入しやすくなる．その場合，当然麻酔効果は得られにくい．硬膜外針先端が靱帯（正中）であれば針は固定される（図7）．硬膜外針に接続した注射器の押し子（押し棒）を軽く押せる場合には針先は靱帯にない．体位（背面の傾き），硬膜外針の挿入角度，針刺入部を挟む棘突起の位置などを再確認する．なお，高度肥満患者では坐位で行うと左右が均等になり，正中がわかりやすくなる．

③ 刺突起間より挿入されていない場合

　触診で棘突起間を見定めるのは意外に難しい．特に，高齢者や変形脊椎症例では困難である．棘突起表面の凸凹を棘突起間と誤り，棘突起のすぐ脇から針を刺入している場合があり，針は椎弓に当たるために硬膜外腔には到達できない．刺入部近傍の棘突起列を指を立てて探ってみると，より窪むところとして棘突起間を同定できる．棘突起間がわかり難い場合には，皮膚浸潤麻酔の際に針を上下（患者左右）に動かし，針が骨に当たらないことを確かめておくのがよい（p75，第2章3，図4参照）

④ 変形性脊椎症

　脊椎の変形により，椎弓間が狭いと針は椎弓に当たりやすくなる．脊椎の変形が著しく，脊柱が回旋している場合には，針先を硬膜外腔の正中に到達させるのは困難となる．硬膜外穿刺施行前に単純X線など

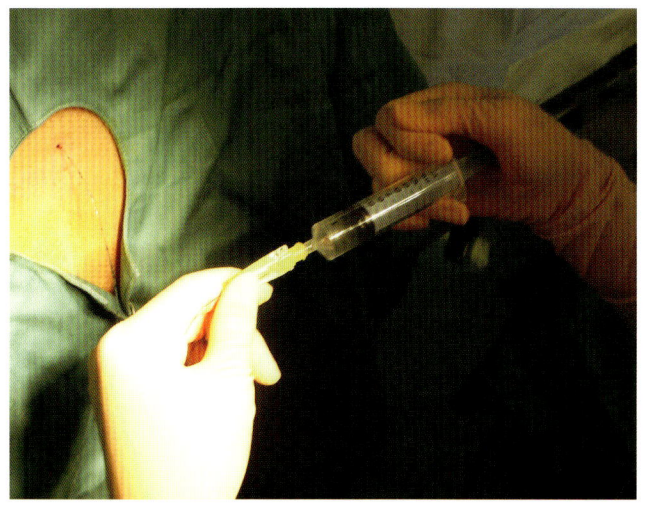

図16　リドカインの注入

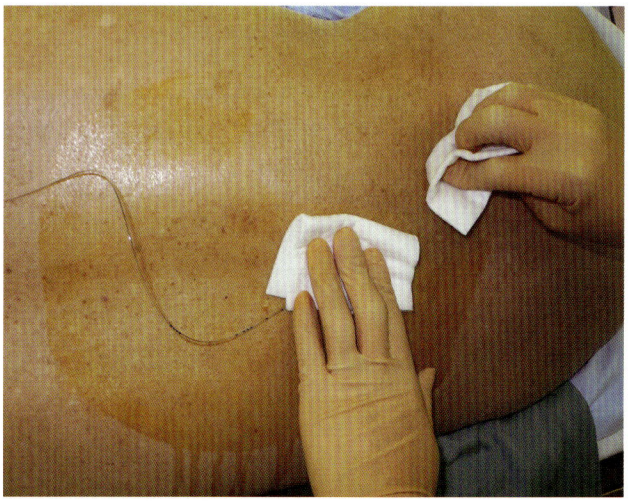

図17　余分な消毒薬の拭き取り
カテーテル抜去を避けるため，刺入部をガーゼでおさえながら，チオ硫酸ナトリウム・エタノールでポビドンヨードを中和する

1-3　成人での挿入

で画像診断しておくことが大切である．さらに，X線透視下または超音波ガイド下に施行すると安全性が高まる．

⑤ 硬膜癒着症

脊柱管狭窄症，腰部手術後，複数回の硬膜外麻酔などでは，硬膜癒着を起こし，硬膜外腔が狭くなっているため，上手く探すことができない．ときに椎間を変える，麻酔法を変更するなどの対策が必要である．

4）硬膜外穿刺部位の皮膚消毒

10%ポビドンヨードまたは0.5%クロルヘキシジン単独での皮膚消毒には，塗布してから4分以上を要する[3]．しかし，4分以上経過しても，硬膜外感染の最も頻度の高い検出菌である黄色ブドウ球菌やメチシリン耐性黄色ブドウ球菌（MRSA）の殺菌は困難である．0.5%クロルヘキシジン80%エタノール溶液はこれらの菌を15秒で死滅させる．また，ポビドンヨードのイソプロピルアルコール溶液の殺菌作用も強い[4]．アルコール不耐症でない限り，皮膚消毒液はアルコール溶液を使用するべきである．

5）硬膜外針の選択

硬膜外針の先端の形状は各社で異なる．先端が鋭利なものは靱帯の通過が容易であるが，硬膜を穿刺しやすい．さらに，先端の鋭利な硬膜外針内にカテーテルを通し，先端を越えた後にカテーテルを引き抜くとその際に鋭い針先端がカテーテルを損傷しやすい．カテーテルに損傷があると硬膜外麻酔終了後に患者からカテーテルを抜去する際，カテーテルの一部が体内に残存することがある．

一方，先端が鈍な硬膜外針は硬膜，カテーテル，血管の損傷を起こしにくい．「正中法による硬膜外カテーテルの挿入手順」の注意（p33）で述べたように，硬膜外腔に達した硬膜外針先端の位置を針を抜かずに補正することができる．筆者は先端が鈍な硬膜外針を両手でしっかり固定して少しずつ進めることを推薦する．

6）硬膜外針の硬膜外腔到達を感知する方法

硬膜外針外筒のハブに注射器を接続する抵抗消失法（loss of resistance）と，水滴を付ける懸滴法（hanging drop）がある．

① 抵抗消失法（loss of resistance）

抵抗消失法は，空気または生理食塩水を入れた注射器の押し子を母指で軽く押し，注入抵抗を確かめながら硬膜外針を体内に押し進める．硬膜外針の先端部分が黄色靱帯を通過して硬膜外腔に到達すると，急に注入抵抗が消失して注射器の押し子の抵抗が軽くなる．

> **Point**
> 空気による抵抗消失法は硬膜穿刺した場合に脳脊髄液の流出を確認しやすく，生理食塩水を用いるよりも抵抗消失を感じやすい利点がある[5]．しかし，誤って空気をくも膜下腔に注入すると気脳症となり，頭痛を引き起こす．また空気を硬膜外腔に注入すると，麻酔された領域のなかに無麻酔の部位が出現しやすい．さらに，空気塞栓の報告もある．
> 生理食塩水を用いると，脳脊髄液の流出に気付きにくく，局所麻酔薬の希釈の問題があるが，気脳症や空気塞栓は生じない．
> 空気と生理食塩水のいずれを用いるにしても，硬膜外針が正中の棘上靱帯から黄色靱帯までの靱帯の中を通過すれば，注射器の押し子はほとんど押せない．靱帯の鑑別と，そこを通す技術習得が必要である．

② 懸滴法（hanging drop）

懸滴法は，硬膜外針外筒のハブに生理食塩水または局所麻酔薬の水滴をつけ（図18A），両手の母指と示指で硬膜外針を押し進めて行く．硬膜外針の先端部分が硬膜外腔に入ると，陰圧により水滴が硬膜外針の中に吸い込まれる（図18B）．

注射器を必要とせず，水滴の吸い込みが他者にも確認できる利点がある．しかし，硬膜外腔内に陰圧があることを前提にした方法であり，硬膜外腔内に陰圧が発生しにくい場合（腰椎下部，妊婦，腹圧の高い

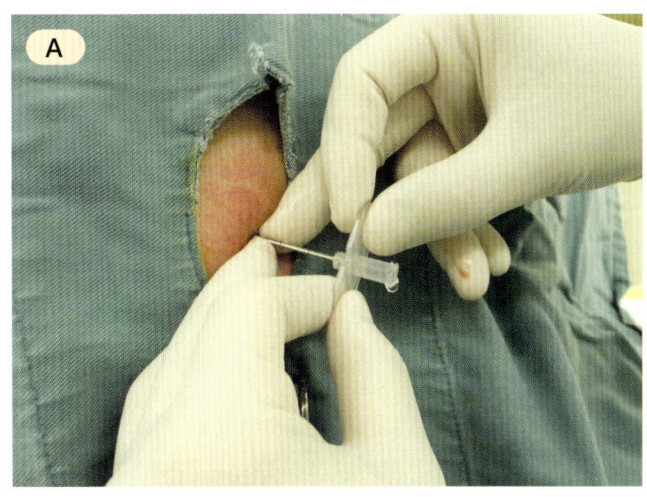
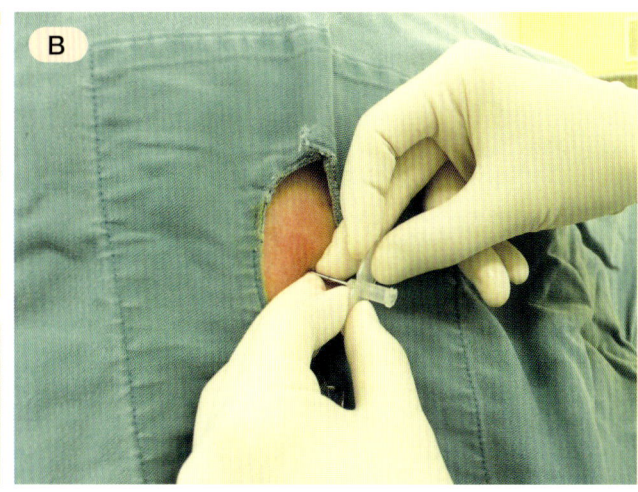

図18　懸滴法
A）硬膜外針のハブに水滴をつけた状態
B）硬膜外腔の陰圧により水滴が硬膜外針に吸い込まれた状態

表1　硬膜外麻酔に用いる局所麻酔薬（強痛に対する単回投与）

局所麻酔薬	効力比	極量（mg/kg）	濃度（%）	作用発現（分）	作用持続（分）
リドカイン（キシロカイン®）	1	5〜7	1.5〜2	5〜10	60〜180
メピバカイン（カルボカイン®）	0.75〜1	5〜7	1.5〜2	5〜10	80〜200
ブピバカイン（マーカイン®）	4	2	0.25〜0.5	10〜20	150〜250
ロピバカイン（アナペイン®）	2.5〜3	3	0.5〜1	10〜20	150〜250

患者）など，懸滴法での硬膜外腔確認不備の麻酔失敗例が多く報告されている．圧力モニターを用いた場合でも，硬膜外腔内における陰圧発生率の個人差が大きいことから，硬膜外針の穿刺部位の確認精度は不十分となる．

7）硬膜外腔に投与する薬物

硬膜外腔に投与された局所麻酔薬により遮断を受ける交感神経（T1〜L2），感覚神経，運動神経の麻酔範囲と強度を調節する．「用量（dose）＝濃度（concentration）×容量（volume）」において，麻酔範囲は容量に，麻酔強度は濃度に依存する傾向がある．疼痛患者に対し，冷覚テストまたは痛覚テストで麻酔範囲を確認し，範囲が足りなければ容量を重視して局所麻酔薬を投与し，麻酔範囲を十分にする．範囲が足りている場合，濃度の高い局所麻酔薬を少ない容量で投与する．

① 単回投与

即効性で短時間作用のリドカイン（L）とメピバカイン（M），遅効性で長時間作用のブピバカイン（B）とロピバカイン（R）を使い分ける（表1）．硬膜外腔は頸部から仙骨部にかけて次第に広くなり，薬物必要量も多くなる．用量が多いほど遮断域は広がるが，個人差は大きい．胸椎，腰椎，仙椎1分節あたりのおよその必要量は2％Lでそれぞれ0.5，1.0，1.5mLである．

術中，術直後の強痛に対しては表1の局所麻酔薬濃度を参考にする．追加投与での局所麻酔薬必要量は少なく，その作用発現時間は早い（表1の半分以内）．また，術後痛に対して，麻酔範囲が十分であれば，LとMでは2％，Bでは0.5％，Rでは0.75％を1〜3mLの小容量投与で鎮痛されることが多い．作用持続時間は疼痛の強さや範囲により大きく異なるため，表1はおよその目安である．

局所麻酔薬にオピオイドを添加すると，麻酔作用は早く，強く，長くなる（表2）．即効性で副作用の少ないフェンタニル0.025〜0.1mgは，局所麻酔薬の濃度を薄くできるので血行動態は安定する．また，モルヒネを添加すると，長時間の鎮痛作用が得られる．局所麻酔薬の用量が少なくても，モルヒネはくも膜下腔に移行して頭尾側に広がるため安定した鎮痛作用を維持できるが，呼吸抑制には注意を要する．頸部には使用せず，胸部では1〜2mgとするのがよい．

表2　硬膜外麻酔に用いるオピオイド

オピオイドの種類	投与量		単回投与における	
	単回投与 (mg)	持続投与 (mg/時)	作用発現 (分)	作用持続 (時間)
モルヒネ	1〜4	0.2〜0.5	30〜60	6〜24
フェンタニル	0.025〜0.1	0.01〜0.04	5〜15	2〜8

② 持続投与

　局所麻酔薬を一定速度で持続硬膜外投与すると，麻酔域は次第に狭小する．特に腰部では硬膜外腔が広いため，麻酔域の狭小化は著しい[6]．また，硬膜外カテーテル留置時間が長いほど，高齢者ほど狭小化する[7]．長時間作用性局所麻酔薬ではこの狭小化が起こりにくく，オピオイドの添加によりさらに狭小化は抑制される．術後持続硬膜外鎮痛においては，0.2％ロピバカイン 100 mLにフェンタニル 0.3 mgまたはモルヒネ 3 mgの割合で添加させた薬液を，腰部では 6〜8 mL/時，胸部では 4〜6 mL/時，頸部では 4 mL/時（フェンタニルのみ）で持続投与する．高齢者や妊婦では筋弛緩作用を懸念して，ロピバカインは0.2％でなく0.1％とする．

虚血性心疾患や低血圧では以下の方法で局所麻酔の用量を減らす．
- 少用量であればモルヒネを選択する
- 麻酔域の狭小化による疼痛発生時に，自己調節硬膜外鎮痛（patient-controlled epidural analgesia：PCEA）として，同薬液の追加硬膜外単回投与が可能なポンプ装置を使用する（追加硬膜外単回投与は血圧低下を起こしにくいロックアウト時間 1 時間の 3 mLが適当と考える）

2. 胸　椎

1）傍正中法による硬膜外カテーテルの挿入手順（施行者を右利きとして記述）

① 患者体位は術野を上にした側臥位とする．患者は両膝を抱えて頸部を屈曲させて丸まる．両肩は前方に押し出し，両肩甲骨が広がる姿勢をとる．この姿勢により，脊柱が安定し，椎間が広がり，皮膚と筋肉が張るので穿刺しやすくなる．背面はベッド横軸に垂直，ベッド縦軸に平行にし，針の進入角度を確認しやすくする（図19）．

② 大きく後方突出したC7棘突起，肩甲骨下縁の高さにあるTh7棘突起，ヤコビー線（両仙骨最上部を結ぶ線）上のL4棘突起などを指標に，目的とする椎間を探す．初心者はマーキングするのがよい．

③ 皮膚消毒は「正中法」と同様である．

④ 穿刺部位の高さ設定も「正中法」と同様である．

⑤ 左手の示指と中指を立てて背部を探り，指標となる棘突起間を確認する．2つの棘突起のうち，頭側棘突起の1.5 cm下（床側）を刺入点とする（腰椎では尾側棘突起の1.5 cm下を刺入する）（図20）．

Point
左手の示指と中指の位置について，正中法（図3），傍正中法（図20）の違いにも注目

⑥ 穿刺部位の皮膚と皮下に局所浸潤麻酔をする．その際深部まで針を刺入して硬膜穿刺，神経根穿刺しないように注意する．局所麻酔薬はリドカイン（キシロカイン®）1.0〜2.0％で 3〜5 mLとする．大容量を用いると棘間靭帯などの同定が困難となり，硬膜外麻酔の投与量も制限される．

⑦ 皮膚から硬膜外腔までの距離を 4 cmと想定し，硬膜外針と躯幹の左右軸とのなす角度を20度，頭尾軸（棘突起列）との角度を90度にし，これらの角度を維持しながら硬膜外針を進める（図21）．硬膜

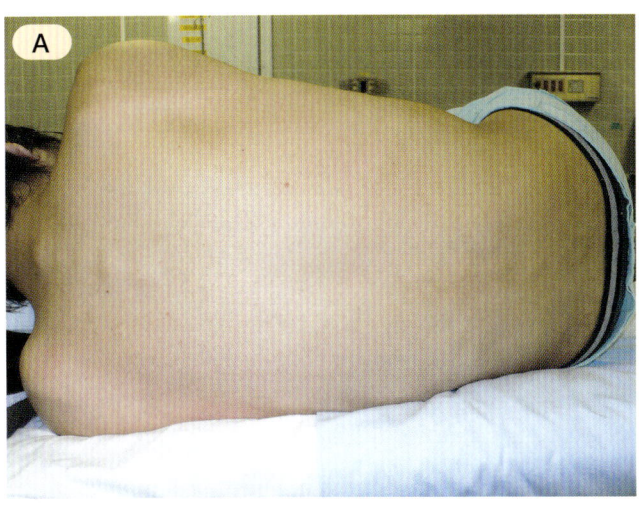
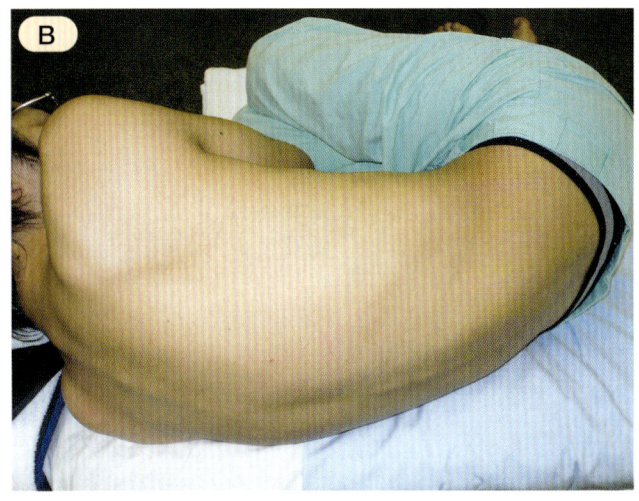

図19　胸部硬膜外麻酔の体位
A）背部正面
B）背部斜面

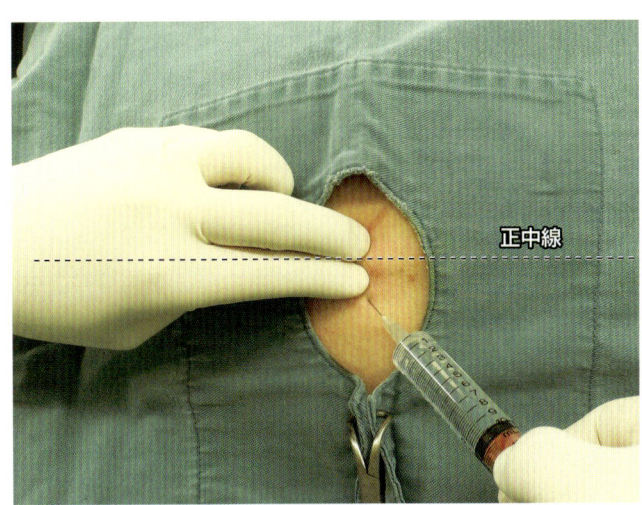

図20　穿刺部位の確認

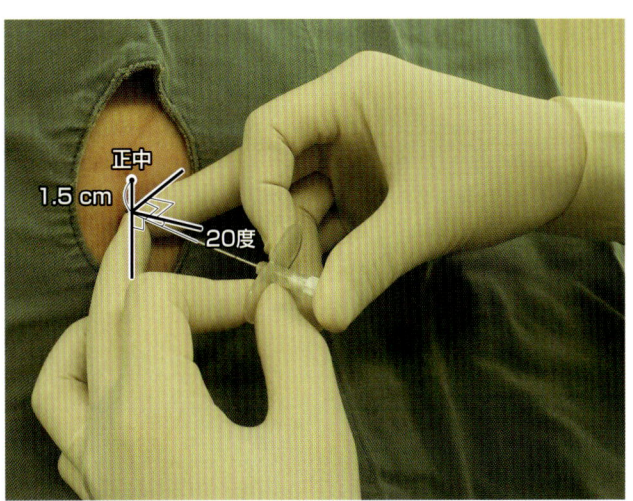

図21　針の刺入角度

外針を躯幹左右軸に対して垂直に進め，棘突起に当てて深さを探ろうとする方法があるが，椎骨の形状，特に棘突起の尾側への傾きは個人差があるので，針が神経根に当たり電撃痛を生じる危険性がある．術後に下肢の痛みや痺れを認めた場合，少なくともこれが原因の1つにあげられるため，硬膜外針と躯幹左右軸の角度ははじめから20度とした方がよい．

⑧ 硬膜外針を安定させて慎重に進め，その先端が皮膚より4cm深部の正中に達するまでに黄色靱帯に刺されば，硬膜外針を回転させて針先のベベルを頭側に向ける．

> **Point**
>
> 硬膜外針先端が4cm深部の正中までに骨（椎弓）に当たった場合には，針を進める方向を頭側に移動させる．この際，硬膜外針と躯幹左右軸との角度（20度）が変わらないように注意する．また，皮下の比較的浅いところまで針を引いてから針の方向を頭側に変える．針をほとんど引かずに進入方向を変えると，針は曲がり，針先が予想より尾側に残る．針を十分に引いて，皮膚と硬膜外針の角度を保ちながら，針の進入方向を頭側にわずかに移動させていく．
>
> 硬膜外針先端が4cm深部の正中までに黄色靱帯に当たるまで移動を続けるが，針と棘突起列の角度が140度以上になっても椎弓に当たってしまう場合には，刺入点を1cm頭側に変えた方がよい．硬膜外針先端が4cm深部の正中を越えても黄色靱帯や椎弓に当たらない場合には，皮膚から硬膜外腔までの距離を5cmと想定し直し，皮膚と硬膜外針との角度を15度に変更，その角度を維持しながら硬膜外針を進める．硬膜外針先端が黄色靱帯または椎弓に当たるまで，皮膚と硬膜外針との角度の微妙な変更を続ける．

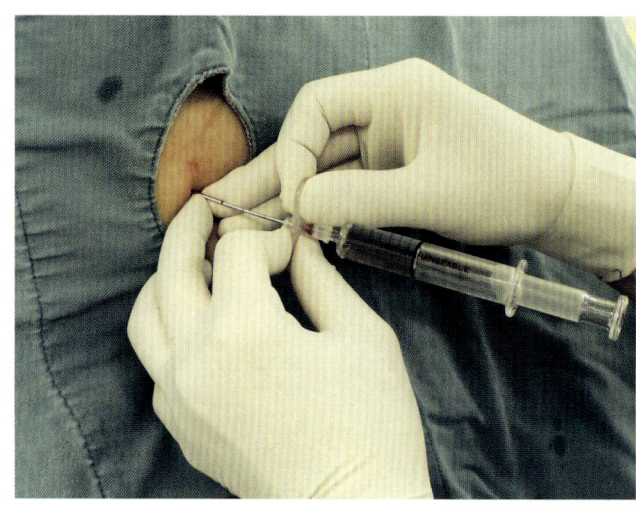

図22　注射器の接続

⑨ 硬膜外針の進行方向を頭側に移動させる際，硬膜外針と躯幹左右軸との角度が大きくなりやすい（針先が黄色靱帯正中より天井側に行く）．この角度に注意しても硬膜外針が黄色靱帯に到達できない場合には，皮膚刺入点を棘突起の2 cm下（床側）に変える．硬膜外針と躯幹左右軸との角度は，硬膜外腔の深さが4 cmなら25度，5 cmなら20度である．棘突起は脊柱管に近づくにつれて幅広くなるため，皮膚刺入点が棘突起から離れるほど針は黄色靱帯に達しやすくなる．その反面，黄色靱帯の正中からは外れやすくなる．

⑩ 硬膜外針先端が棘間靱帯に固定され，ベベルを頭側に向けた後，硬膜外針の内筒針を抜いて生理食塩水を入れた注射器を接続する（図22）．前述の抵抗消失法により硬膜外腔を判別し，硬膜外腔までの距離を硬膜外針の目盛りで確認しておく．

⑪ 抵抗が消失した後のカテーテル挿入，硬膜外針抜去，吸引テスト，test dose，ポビドンヨードの拭き取り，カテーテル固定に関しては，「正中法」と同様である．

2）胸部硬膜外腔の感知法

一般的に，胸部における傍正中法は腰部における正中法よりも難しい．硬膜穿刺のチャンスが多くなるので，空気による抵抗消失法が有効なことがある．難渋する場合には，気脳症や空気塞栓を常に念頭に置きながら，空気による抵抗消失法を施行してもよい．また，胸部硬膜外腔は陰圧が形成されやすい．胸腔内の陰圧の伝播と，硬膜外針先端で硬膜を押すことによるテント現象（tenting）に伴う陰圧から，硬膜外腔の陰圧は生じるとされる．腰部に比較して，胸頸部では胸腔内陰圧が伝播しやすく，硬膜外腔が狭いので，硬膜外針で硬膜を突きやすくなる．以上から硬膜外陰圧が生じやすいと考えられる．胸頸部では懸滴法（hanging drop）が奏功することがある．

3. 頸　椎

◆ 頸部硬膜外腔へのカテーテルの挿入

① 体位は側臥位または坐位で行う．坐位では正中がわかりやすく，筋肉と皮膚の弛みが生じにくく施行しやすい．しかし，施行に手こずり長時間に及ぶと患者は姿勢保持が辛くなり，立位ではじめた施行者も辛くなる．側臥位では適切な姿勢の保持がポイントとなる．両肩甲骨を開き，頸部を屈曲し，筋肉と皮膚が十分に張るようにする（図23）．

② 最も大きな棘突起を有するC7を探し，C7/T1椎間より正中法で行う．腰部で記述した「正中法」とほぼ同様である．頸部での硬膜外カテーテル挿入の難易度が高いのは，硬膜外腔が狭いこと（1 mm程度の厚さ），姿勢保持が難しいこと，脊柱の屈曲が大きいことなどが原因と考えられる．脊柱はC7を頂点に大きく屈曲するので，硬膜外針を頭側に少し傾けただけで，硬膜外腔までの距離が長くなる．ゆえに，傍正中法で正中を見極めるのは困難である．正中法により硬膜外針が靱帯の中を進む

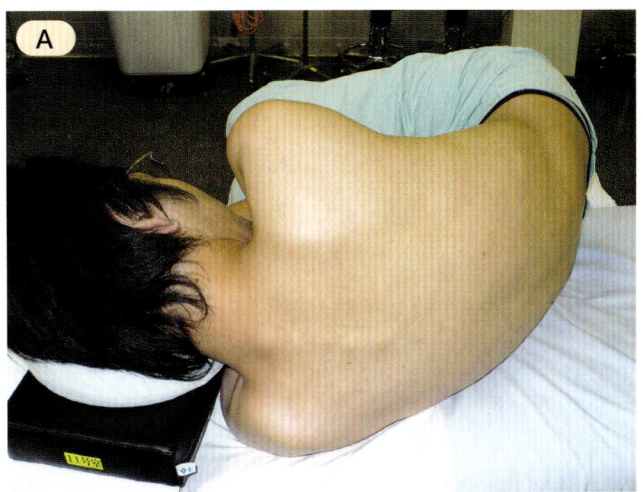
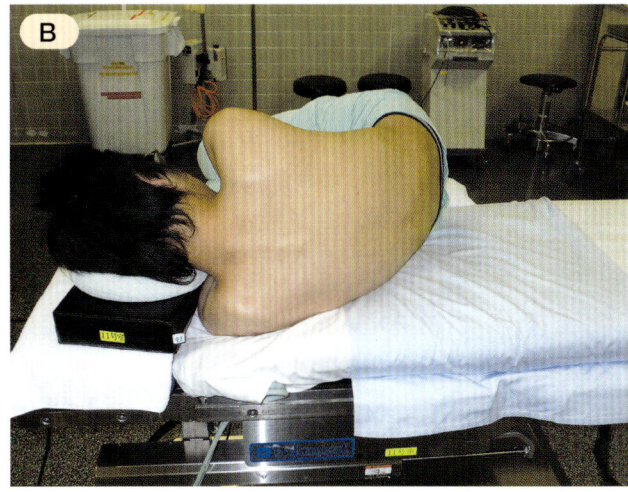
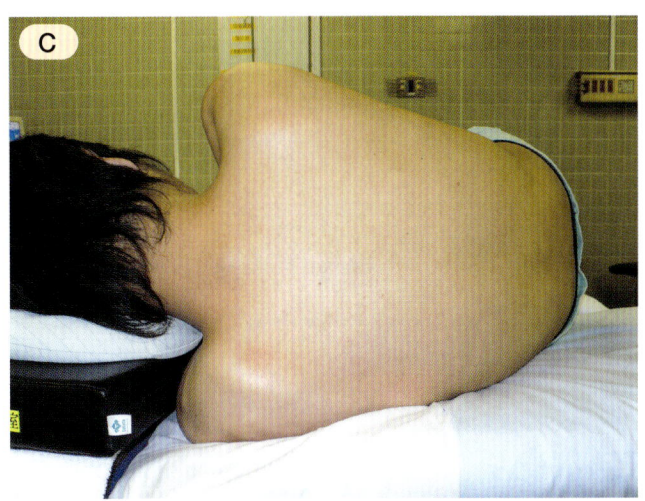

図23 頸部硬膜外麻酔の体位
A，B）背部斜面
C）背部正面

のが安全である．硬膜外針の両翼を両手の母指と示指でしっかり保持し，皮膚刺入部で針柄を両中指で支えながら，硬膜外針を少しずつ進める．硬膜外針挿入中は，C7とT1の棘突起の位置，患者背面と硬膜外針の角度，硬膜外針先端の挿入抵抗に気を配る．頸部においても生理食塩水を用いた抵抗消失法を薦めるが，頸部では硬膜外腔の陰圧が形成されやすいので（胸腔内陰圧の伝播と穿刺針のテント現象：前述），懸滴法（hanging drop）も有効となる．

■ 参考文献

1) Chaiyakunapruk, N. et al.：Chlorhexidine compared with povidone-iodine solution for vascular catheter-site care：a meta-analysis. Ann. Intern. Med., 4：136（11）：792-801, 2002

2) Tanaka, M. et al.：The efficacy of hemodynamic and T wave criteria for detecting intravascular injection of epinephrine test doses in anesthetized adults：a dose-response study. Anesth. Analog., 91：1196-1202, 2000

3) Sakuragi, T. et al.：Bactericidal activity of skin disinfectants onmethicillin-resistant Staphylococcus aureus. Anesth. Analg., 81（3）：555-558, 1995

4) Birnbach, D. J. et al.：Comparison of povidone iodine and DuraPrep, an iodophor-in-isopropyl alcohol solution, for skin disinfection prior to epidural catheter insertion in parturients. Anesthesiology, 98（1）：164-169, 2003

5) Shenouda, P. E. & Cunningham, B. J.：Assessing the superiority of saline versus air for use in the epidural loss of resistance technique：a literature review. Reg. Anesth. Pain. Med., 28（1）：48-53, 2003

6) Kanai, A. et al.：Regression of sensory and motor blockade, and analgesia during continuous epidural infusion of ropivacaine and fentanyl in comparison with other local anesthetics. Pain. Med., 8（7）：546-553, 2007

7) Mogensen, T. et al.：Unpredictability of regression of analgesia during the continuous postoperative extradural infusion of bupivacaine. Br. J. Anaesth., 60：515-519, 1988

第1章 硬膜外麻酔

4　小児での挿入

須賀芳文，上園晶一

硬膜外麻酔・硬膜外鎮痛の利点は，小児患者にも応用できる．しかし，安全にかつ効果的に行うには，小児に特有な問題点を理解する必要がある．

1. なぜ小児に区域麻酔を行うか

新生児や未熟児であっても痛みを感じることがわかっている．手術を受ける小児患者に対して，適切な鎮痛を行うことにより，周術期のストレス反応を軽減し，交感神経系の興奮や精神的影響を抑えることができる．したがって，区域麻酔を全身麻酔と併用すれば，①術中の血行動態が安定する，②全身麻酔薬の使用量を減らすことができ，その分麻酔薬の合併症（例えば嘔気など）を減らすことができる，③覚醒時の痛みをなくし，覚醒時興奮を抑制できる，④術後の疼痛管理にも有用である，などの利点が得られる．

2. 硬膜外麻酔の種類

硬膜外麻酔として，①仙骨硬膜外ブロック，②腰部・胸部硬膜外ブロックが存在する．仙骨からのアプローチは，単回投与としてよく用いられる．カテーテルを用いる場合は，腰部・胸部の硬膜外からのアプローチを選択する．

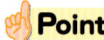

> 小児の硬膜外麻酔を，全身麻酔下に行うか，それとも成人の場合と同様に意識下で行うべきかの議論がある．エキスパートの意見によれば[1]，全身麻酔下で行った方が患者が手技中に動かないので，神経損傷に気づかないというデメリットがあるにもかかわらず，むしろ安全で成功率が高まる．

3. 仙骨ブロックの実際

1）適　応

仙骨硬膜外ブロックは，短時間で比較的侵襲の少ない臍以下の手術，例えば，鼠径ヘルニアや停留精巣などの鼠径部手術，包茎，尿道下裂などの泌尿器科手術，下肢の抜釘などの整形外科手術，がよい適応である．年齢としては7歳以下，体重25kg前後以下を対象にするのがよい．仙骨部位からカテーテルを挿入する場合もあるが，カテーテルが汚染される可能性が高いので，特殊な例（例えば，新生児の症例でカテーテル先端を胸部硬膜外領域まで進めたい場合）を除けば薦められない．

2）禁　忌

仙骨硬膜外ブロックは，以下の場合には禁忌となる．
① 穿刺部の感染
② 出血傾向，凝固障害
③ 仙骨部の奇形（仙尾部皮膚洞や二分脊椎）
④ 水頭症・頭蓋内腫瘍病変
⑤ 進行性の中枢神経系疾患

⑥ 局所麻酔薬アレルギー
⑦ 保護者の同意が得られない

3）準 備

① 薬液の準備は20万倍エピネフリン添加0.2%ロピバカイン（例えば，0.2%ロピバカイン100 mLの場合，エピネフリン 1 mg/mLを0.5 mL加える）を用意する．0.2%より高い濃度を使用した場合，しびれ感，運動麻痺，尿閉などの合併症を引き起こすので，好ましくない．
② 投与量は，最大量を1 mL/kgとし，L領域だけブロックしたいならその量の75%，S領域だけなら50%とする．**単回投与の場合，20 mLを限度とする**（つまり，体重が25 kgの患者の場合，最大投与量は25 mLでなく20 mLとする）．
③ 穿刺針は，23Gの注射針を用いる．針先端の刃面（ベベル）が鈍である方が仙尾靱帯を貫く感覚が得られやすいため，短いベベルを使用する方がよい（図1）．
④ 投与する局所麻酔薬の量を計算し，10 mLの注射器に引き準備しておく．注射器に延長ライン，23Gのブロック針を接続する（図2）．投与するときの感覚が大切なので，投与量にかかわらず，いつも同じセットアップを用いた方がよい．

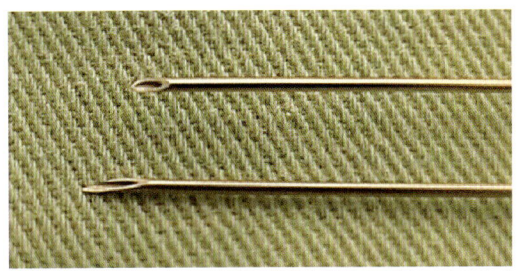

図1　ベベルの違い
同じ23G針でも短いベベル（上）の方が注射針（下）よりもブロックに適している

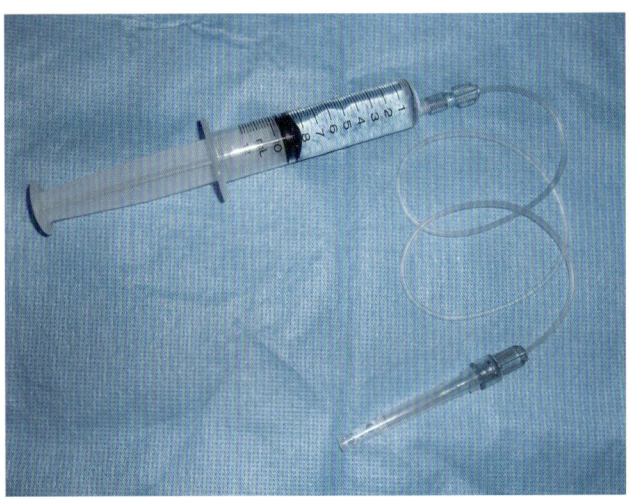

図2　注射器と延長ライン，ブロック針の接続

4）手 技

① 全身麻酔導入後，執刀前に患者の足を曲げ，側臥位とする（右利きの場合左側臥位とする）．
② 尾骨の先端を正中とし左右の仙骨角の間にある仙骨裂孔を確認する（図3）．
仙骨裂孔にはいろいろなバリエーションがあることを理解しておく（図4）．
③ 穿刺の際は手袋をし，アルコール消毒を行う．
④ 穿刺は左手の示指を仙骨裂孔の上端に置く（図5）．
右手でブロック針を鉛筆を持つように持ち，左手の示指の直下から穿刺し，皮膚に対して45度の角度で進める（図6）．
骨に当たったらブロック針を少し抜き，針を寝かせ進める（図7）．仙尾靱帯を貫く感触（ポップと呼ばれる）が得られたところで針を止める．硬膜外腔までの深さは，1 cm弱から2 cm程度である．

> **memo**
> 同じ圧でゆっくりと針を進めていくと，突然"スコッ"と抜けるところがある．これが"ポップ"（pop）と呼ばれる感覚である．穿刺針が鈍であるほどわかりやすい．針がシャープすぎるとわかりづらい．ポップがわかりづらい場合は，硬膜外穿刺のときと同じように生理食塩水による抵抗消失法を試みてもよい．ポップが得られない大半の原因は，仙骨裂孔の同定が間違っていることにある．

⑤ 局所麻酔薬を投与する間，ブロック針が動かないように集中する．左手の示指は投与中もはなさない．こうすれば針が皮下にずれたとき，皮下の膨隆としてすぐに触知できる．初心者の場合，薬の投与は介助者が行う方がよい（図8）．
⑥ 仙尾靱帯を貫いたところで注射器にゆっくり陰圧をかけ，血液や脳脊髄液の逆流がないことを確か

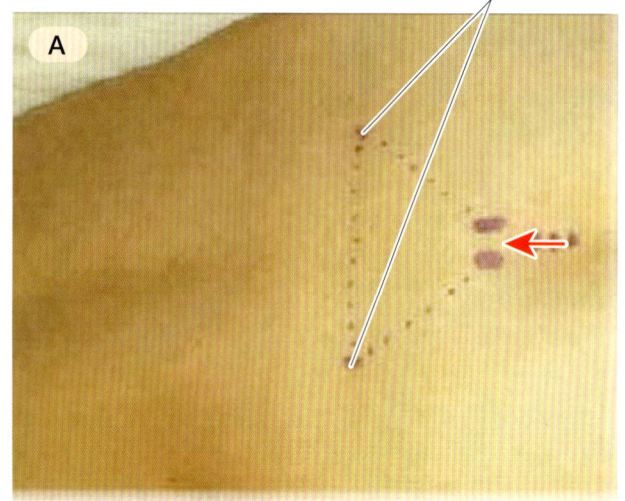
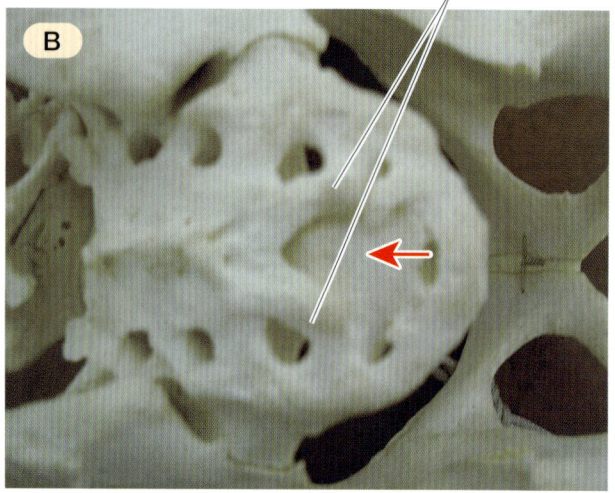
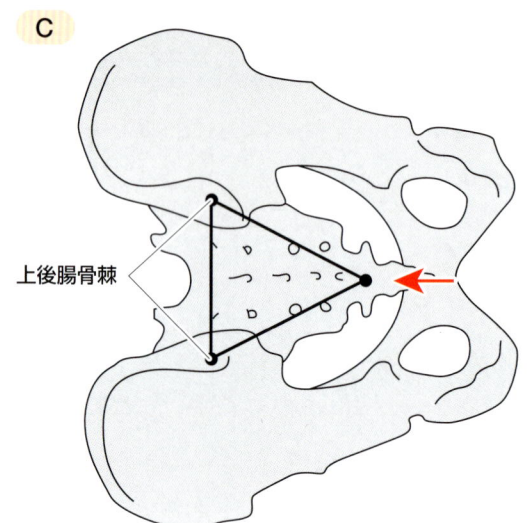

図3 仙骨裂孔（→）の位置
A) 体表からみたときの仙骨裂孔（上後腸骨棘，仙骨角，尾骨がランドマークとなる）
B) 骨標本における仙骨角（cornu）とそれに挟まれた仙骨裂孔
C) Bのシェーマ

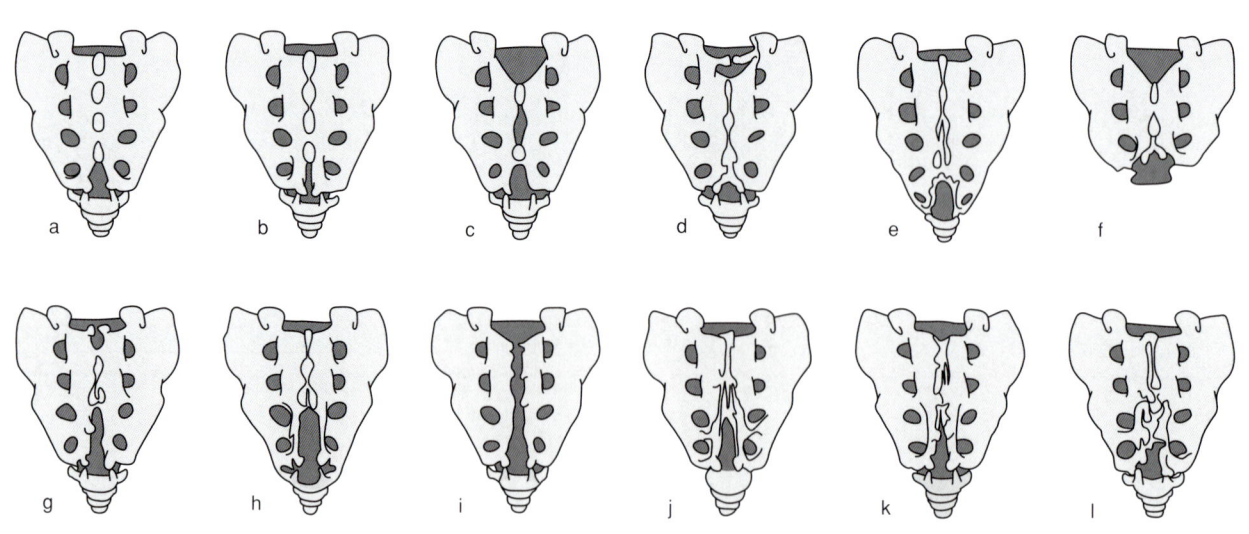

図4 仙骨裂孔のバリエーション
典型的な場合（a），仙骨裂孔は，2つの仙骨角（cornu）で挟まれた二等辺三角形の形をしている．しかしながら，実際には図b～lのようないろいろなバリエーションがある

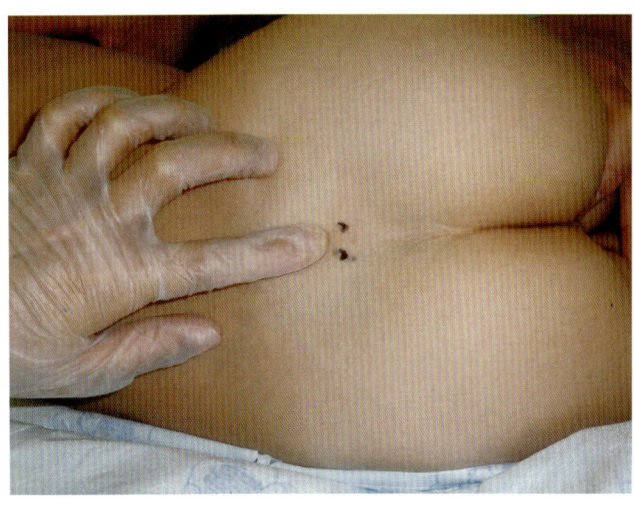

図5 穿刺位置の確認
左手第2指は仙骨裂孔がつくる二等辺三角形の頂点に置く．介助者は上の方の足（図の場合右足）をより強く屈曲させておく

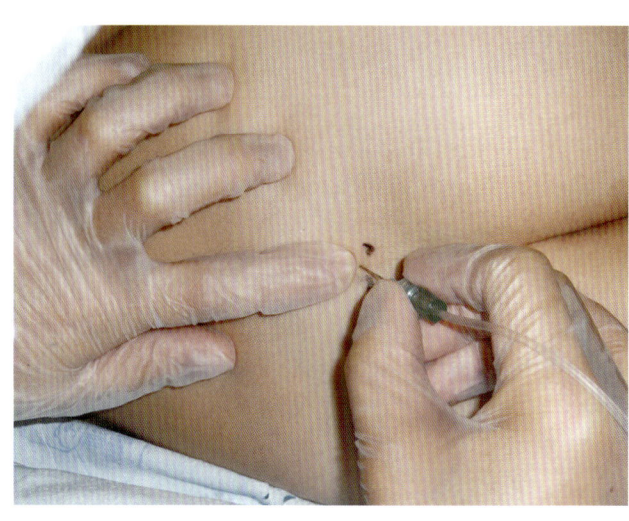

図6 穿刺
穿刺部位は，仙骨裂孔の頂点部分

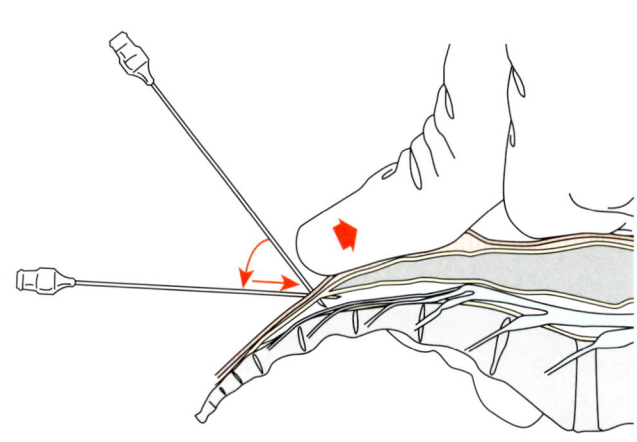

図7 刺入角度と解剖図
仙骨裂孔を同定し皮膚を少しひっぱりあげる．針の進入角度は，最初45度程度とする．骨に当たったら針を少し引き抜き，今度は30度程度にねかせて進める

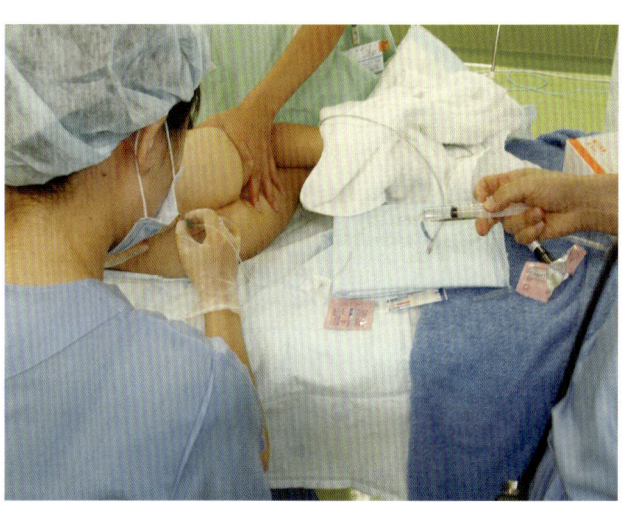

図8 穿刺施行者と局所麻酔薬の投与者を分ける場合
慣れない間は，穿刺施行者と局所麻酔薬を投与する者の2人で行った方がよい

める．試験量としてエピネフリン添加の局所麻酔薬0.1 mL/kgを投与し，脈拍の上昇（10 bpm以上の上昇）や心電図上でT波の変化がないことを確認する．2～3 mLごとにボーラス投与と逆流の確認をくり返しながら，予定投与量の局所麻酔薬を全量投与する．ブロック針の位置のずれによる注射器の抵抗の変化にも注意する．

⑦ 穿刺部頭側の皮下が膨隆してきた場合は，薬液が硬膜外ではなく皮下に入っているので，穿刺し直す．皮下が腫れると仙骨裂孔がわかりにくくなる．

5）合併症

合併症としては以下のものがあげられる．対処法は，成人の場合と変わらない．

- 重篤な合併症：①血管内投与，②CSF内投与，③局所麻酔中毒，④神経損傷，⑤硬膜外血腫・膿瘍，⑥呼吸停止・心停止
- 頻度の高い合併症：①不十分な疼痛管理，②嘔吐，③掻痒感，④尿閉

4．胸部・腰部硬膜外ブロックの実際

1）適　応
　胸部・腰部硬膜外ブロックは，開腹手術，開胸手術，整形外科手術（悪性腫瘍手術，下肢観血的整復固定術など），泌尿器科手術などが適応となる．われわれの施設では，胸部・腰部の硬膜外ブロックを行う際は，ほぼ全例でカテーテルを挿入していて，単回投与は原則行っていない．

2）禁　忌
　胸部・腰部硬膜外ブロックの禁忌は，仙骨硬膜外ブロックに準ずる．

3）準　備
① 硬膜外セット：われわれの施設では，20 kg未満の患者に対しては，小児用キット（フィルター，19 G・5 cm長の硬膜外針，23 Gカテーテル：図9）を，20 kg以上の患者に対しては，成人用キット（18 G・10 cm長の硬膜外針，20 Gカテーテル）をそれぞれ使用している．
② 使用薬剤と投与量
　初回ボーラス：0.2％ロピバカインを0.3～0.5 mL/kg（腰部），0.2～0.3 mL/kg（胸部）
　持続投与：フェンタニル（2～3μg/mL）添加0.1％ロピバカインを0.2～0.4 mL/kg/時
　ボーラス投与：痛み刺激の反応をみて，0.2％ロピバカインを0.2～0.3 mL/kg

4）手　技
① 小学生以下の症例では全身麻酔導入後にブロックを行う．中学生以上は患者の受け入れに応じて対応する．体位は患者の足を曲げ，側臥位とし（図10），背中がベッドの端にくるようにする（図11）．全身麻酔下では患者の体をしっかりと固定する必要があり，介助者の保持が重要である．消毒などの方法は成人と同様である（図12）．
② 穿刺部位は手術創の知覚領域に近い部分が望ましいが，乳幼児での胸部穿刺は技術的に困難なことがあるので，その場合は，上部腰椎からの穿刺を行う．
③ 小児硬膜外麻酔では正中法が基本である．ベベルの向きは最初から上向きにして穿刺する（図13）．途中でベベルの向きを変えると，かえって硬膜穿刺の可能高くなるためである．
④ 皮下脂肪や針の角度により前後するが，皮膚から硬膜外腔までの平均距離を以下のように覚えておくとよい（腰部硬膜外の場合）（表）．

表　皮膚から腰部硬膜外腔までの距離

新生児	0.5 cm
2歳	1.2 cm
6歳	2 cm
10歳	2.5 cm
14歳	3 cm

胸部の場合，穿刺部位や針の進入角度によって硬膜外腔までの距離が変わるので，深さに関しては先入観を持たないことが大事である

⑤ 硬膜外腔の確認は生理食塩水（われわれは3 mLのガラスシリンジに2 mLの生理食塩水を入れている）を使用した抵抗消失法を用いる（図14）．**空気を用いた場合，まだらブロックや空気塞栓を引き起こす可能性がある．**
　抵抗消失法の手技中は圧をかけたまま（間欠的にではなく）ゆっくりと硬膜外針を進める．図14にあるように，**左手の第3，4指がしっかりと背中に当たっている点に注目して欲しい**．こうすると，硬膜外針をしっかりと保持でき，さらにストッパーとして働かせることができる．抵抗消失が確認できても，硬膜外針を持つ左手はそのままにして針をしっかり固定した状態を保っておく．
⑥ カテーテル操作は右手だけで行う．片手で行うのが難しい場合は，介助者にカテーテル挿入を頼んでもよい．カテーテルが硬膜外腔に3～5 cm留置されるまでカテーテルを進める．カテーテル挿入

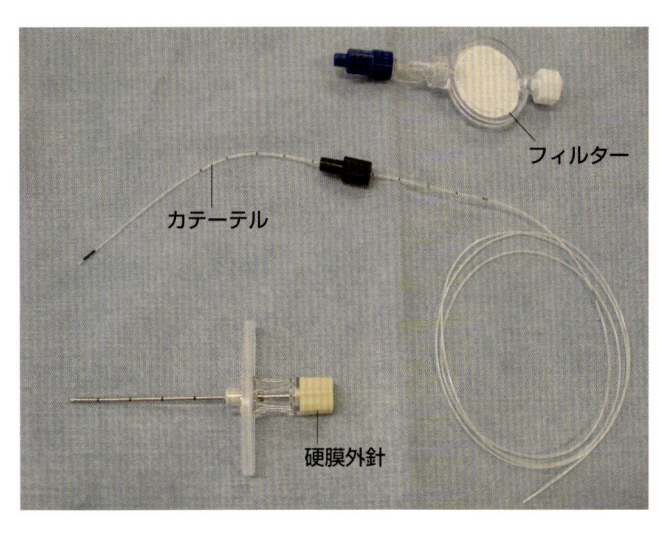

図9 小児用キット
5 cmの硬膜外針には1 cmごとに目盛りがついている

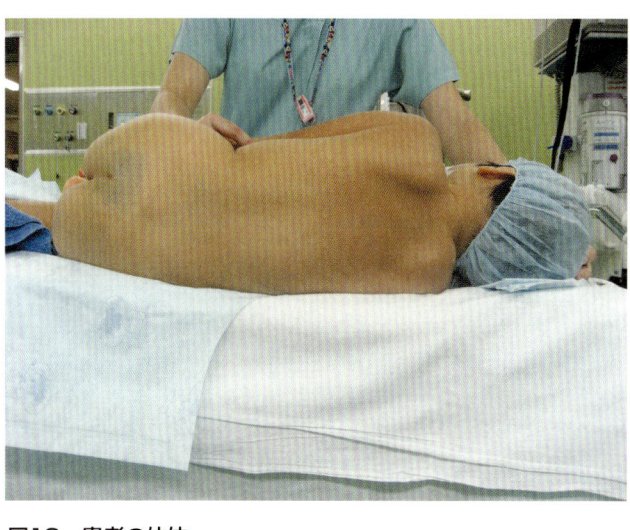

図10 患者の体位
全身麻酔下に行う場合,気管チューブやモニタの位置に注意する

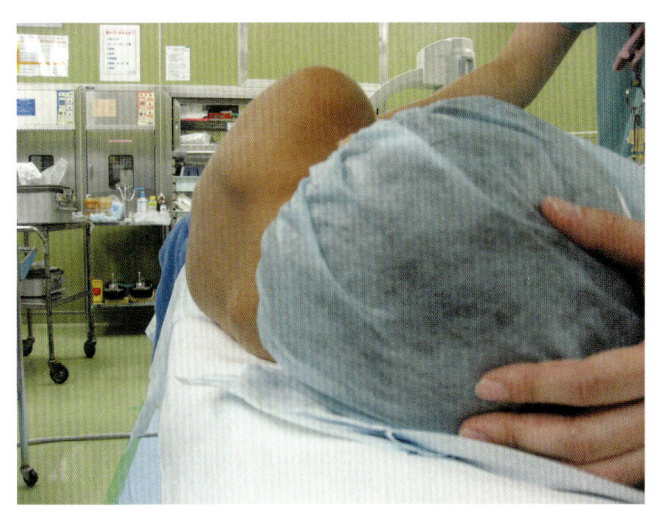

図11 ベッド上の患者の位置
患者の背中はベッドの端までもってくる

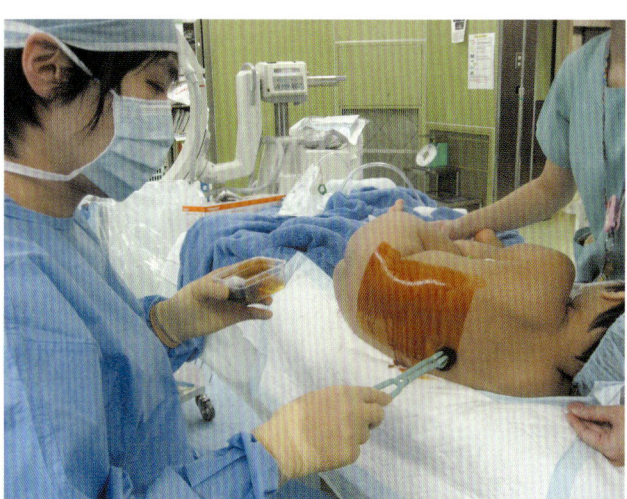

図12 消毒

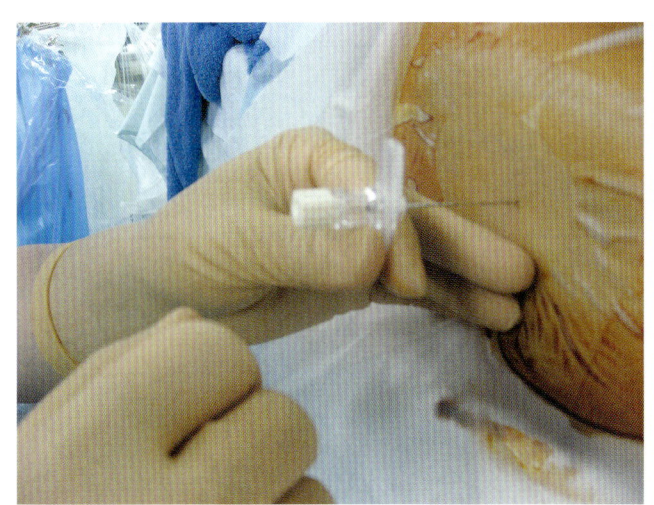

図13 正中法による穿刺
ベーベルの向きに注意

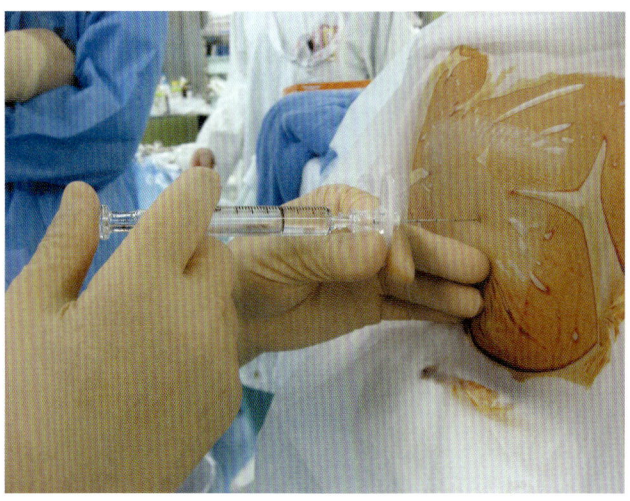

図14 小児での抵抗消失法

第1章 硬膜外麻酔

1-4 小児での挿入

後，注意深く吸引テストを行い，テストドースとしてエピネフリン添加局所麻酔薬0.1 mL/kg（最大3 mL）を投与する．仙骨麻酔のときと同様，投与後30～60秒間はバイタルサインを観察し異常がないことを確認する．全身麻酔下では麻酔域，神経損傷，局所麻酔中毒の判定は困難である．

memo
❶ 全身麻酔下で麻酔域を決定するのは難しいが，効いているかどうかの確認は比較的簡単にできる．
　まず，皮切10～15分前に初回投与量を投与しておく．皮切によって脈拍・血圧の変動がなければ，その硬膜外麻酔は効いていると判断できる．その間，麻酔深度は一定に保つ．
　また，脳槽・脊髄用の造影剤（イソビスト®またはオムニパーク®）を0.2 mL程度用い，硬膜外カテーテルの先端の位置を確定できれば，麻酔区域の推定に役立つ．
❷ 全身麻酔中の局所麻酔中毒は，ほとんど診断できない．麻酔終了後に痙攣が判明し，そこで初めて局所麻酔中毒が疑われることの方が多い．

⑦ 硬膜外カテーテルの事故抜去を防止するために，しっかりとした固定を行う．皮膚におけるカテーテル長を記録しておく．刺入部は，観察が容易なように，テガダーム®のような透明なテープを用いる．

注意
合併症：成人の場合と同じであるが，小児の場合，カテーテルが髄腔内に迷入したり，硬膜外腔から抜けたりすることは決して稀ではない．仙骨部位からカテーテル挿入を行った場合は，感染の危険性も高くなる．硬膜外カテーテルを用いた術後鎮痛を病棟でも安全に継続するためには，病棟での管理体制を確立しておく必要がある．小児の場合，合併症の発見が遅れがちで，大きな合併症につながりやすい．

Point
最近，超音波エコーガイドによる仙骨麻酔や硬膜外麻酔が小児患者でも行われるようになってきて，安全性や効率が検討されている[2]．成人でエコーガイドによるブロック法に慣れてきてから，小児患者に用いるべきだというのが著者の考えである．

■ 参考文献

1) Allison Kinder Ross：Pediatric Regional Anesthesia. Smith's Anesthesia for Infants and Children（7th ed.）（Motoyama EK, Davis PJ, eds），pp468-478, Mosby, Philadelphia, 2006

2) Krane, E. J. et al.：The Safety of epidurals placed during general anesthesia. Reg. Anesth. Pain Med., 23（5）：433-438, 1998

3) Ecoffey, C.：Pediatric regional anesthesia-update. Curr. Opin. Anaesthesiol., 20（3）：232-235, 2007

第1章 硬膜外麻酔

5 妊婦での挿入

奥富俊之

妊婦の硬膜外麻酔は，多くが腰部硬膜外麻酔下の手術または処置であるので，本稿では腰部硬膜外麻酔を前提に解説する．硬膜外針穿刺時の体位を侮ると，適切な位置に硬膜外カテーテルが留置できない．本稿では針の刺入に伴う注意点を中心に解説する．

1．硬膜外針穿刺の前の局所麻酔

通常硬膜外針の穿刺の前に，皮膚に局所浸潤麻酔（局麻）を行うことと思う．しかし初心者の場合，きちんと局麻ができていることは意外と少ない．きちんと局麻ができていない場合，硬膜外針穿刺時に疼痛を訴える．理由の多くは，皮内ではなく皮下にのみ麻酔をしているからである．きちんと皮内の局麻がされた場合には，麻酔した皮膚表面が蚊に刺されたときのように周囲よりも白っぽく膨隆し，毛根がぷつぷつ浮き出てくる（図1）．また皮膚の局麻を行うときに用いる針は25Gより細い針を用い，ゆっくり注入するのが局麻時に痛がらせないコツである．皮膚周囲組織が進展するだけでも痛いものである．

その後，皮下，棘上靱帯，棘間靱帯に局麻を行う．硬膜外針の穿刺には正中法と傍正中法があるが，特に後者の場合は，最初，硬膜外腔までのおおよその深さを知る意味でもいったん椎体横突起まで皮膚と垂直に針を進めてから，針を数cm引き戻し，頭側，正中方向へ硬膜外針を振って進める方法を推奨する指導医もいる．この場合は，それらの進路にあたる部分を局麻する必要がある．その際に使用する適正量の局麻薬量を規定することは難しいが，程度が行き過ぎると，抵抗消失法を行う際に硬膜外針内筒を抜いた直後に内腔に液体が戻ってくることがある．この場合には，脳脊髄液ではなく最初の局麻薬である可能性もありうるので，見ただけでは鑑別が非常に難しくなる．

> **memo** ＜脳脊髄液と局麻薬の鑑別＞
> 溶液中に糖が検出されれば前者，そうでなければ後者である．手術室にあるテステープ®で簡単に鑑別できるが，それでも実際行うとなると煩雑である．

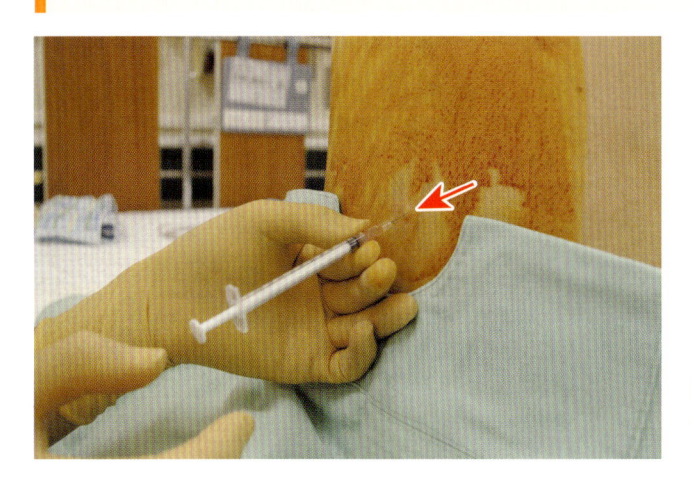

図1　皮膚に対する正しい局所浸潤麻酔
皮下ではなく，皮内にきちんと膨疹（→）をつくることが大切である

2．体位について

1）坐位と側臥位

よく「妊婦は皮下脂肪が多いため，坐位の方が穿刺が容易である」と言われている．肥満妊婦では確か

に棘間がわかりづらく，坐位で左右の中点から穿刺した方が，針が誤って側方へずれることなく硬膜外穿刺が可能である．これに対して，側臥位穿刺ではTuohy針の先端，ベーベルの底部が彎曲しているために，このカーブに沿ってベーベル方向に針軸が誘導されやすい．すわわち硬膜外針を針軸方向に真っすぐ進めているつもりでも，曲がって侵入しやすい．手技に要する時間も坐位の方が短いとの報告もある．また皮膚から硬膜外腔までの距離も坐位の方が短くて済む[1]．このことは，長い硬膜外針を用いる必要性が減ること，および硬膜外腔までの距離が短いほど仮に針先が側方へずれても，ずれ幅が少ないという長所でもある．しかし一方で坐位は欠点がないわけではない．穿刺部位での脳脊髄圧は坐位の方が高く，硬膜が硬膜外腔の方に張り出しやすいので，硬膜外カテーテル挿入が側臥位と比較して難しく，硬膜誤穿刺（いわゆるドラパン）の可能性は高くなる．また硬膜外カテーテル挿入に伴う血管穿刺の可能性も高い（表）[2]．

では妊婦にとってはどちらの方が楽なのであろうか？ Vincent & Chestnut の研究では，体型指数（Body Mass Index）が25未満の妊婦では側臥位が，逆に30以上の妊婦では坐位の方が楽であると答えている（図2）[3]．したがって，「妊婦では坐位の方が手技が容易である」という麻酔科医の都合だけで体位を選択するべきではなく，妊婦の日常の快不快もよく聞くべきである．

表　硬膜外カテーテル挿入に伴う体位別合併症の発生率[2]

	坐位 (n＝300)	側臥位 (n＝300)	トレンデレンブルグ体位 にした側臥位 (n＝300)
血管穿刺の可能性	32 (11)	18 (6)	6 (2)
複数回の硬膜外カテーテル挿入	40 (13)	24 (8)	21 (7)

人数（%）

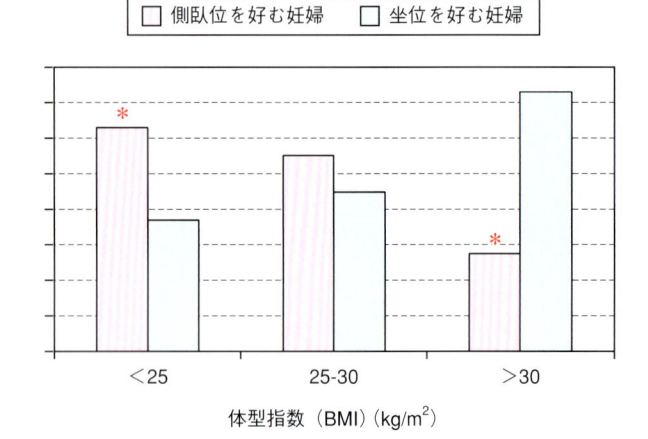

図2　妊婦は側臥位と坐位とどちらを好むか（BMIによる違い）
（文献3より改変）　＊p＝0.026

2）側臥位での体位の修正

いったん体位を決定したら，側臥位であっても坐位であっても**体の捻れがない状態で介助者が妊婦の体を固定保持することが必要である**．側臥位でよくみられるのは，上方にある肩が前方に傾くことである（図3C）[4]．これによって体幹，すなわち脊柱は捻れて回転する．この状態で棘間正中からベッドに対して水平に刺していくと，Tuohy針は背側硬膜外正中を捉えることなく側方へずれ，仮に抵抗消失法で抵抗消失があってもカテーテルを挿入しようとしたときに体の上になっている側の下肢に放散痛があったり，抵抗があってカテーテルが挿入できないことがある．

この体の捻れは，体を延ばした状態で横向きになってもらい，この後に「丸くなってください」と指示したときに，ベッドに接している側の肩はずらしにくいので，無意識的に自由に動かせる上方の肩を前方に傾けてしまうために起こる．それと同時に両方の肩峰を結んだ線がベッドに垂直でなくなる．

両肩甲骨間を開かせようと，「両手を合わせるようにしてください」というとさらに上方の肩が前方に傾いて行く（図4）．このようになった体位を修正するには，ベッドに接している側の手を妊婦の前下方へ無理なく引っ張ることである．また「腰を突き出してください」と言って介助者が体位を修正しないと，穿刺部を中心に丸くなるどころか，腰ではなくお尻が突き出てかえって背中は反ってしまうので（図5），介助者は妊婦が膝を抱きかかえるように妊婦の体を支持する（図6）．

3）坐位での体位の修正

坐位においては，下肢の状態によっては腰部が全く丸くならない．無理に胡座をかかせるとかえって座禅を組むときのように背中が伸びてしまうことすらありうる（図7A）．あまり前につんのめりになっても同様のことが起きる（図7B）．妊婦の場合は腹部が大きいので非妊婦のように丸くなることは難しいが，座って立て膝で抱えるような（無理なら足を伸ばす）姿勢で腰部が丸くなるように工夫する（図8）．このとき，肩に力を入れずリラックスして肩を落とすように指示する．足台などを用いるのも1つの方法である（図9）．坐位においても肩の傾きや体幹の捻れが起こらないように注意する（図10）．

> **memo**
> 近年では超音波補助下の硬膜外腔穿刺も提唱されている．特に肥満妊婦では技術的に多少の慣れが必要ではあるが，穿刺部位や硬膜外腔までの推定距離が穿刺前に確認できるので，安全な穿刺のためには有用である．

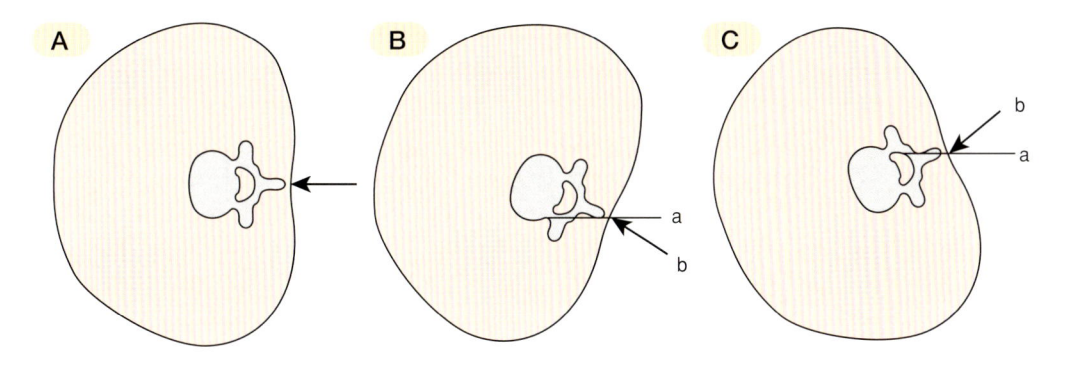

図3　体の捻れによる脊柱の捻れ
側臥位において，体幹冠状面がベッドと垂直であれば，棘間中点からベッドと水平に穿刺すれば針は背側硬膜外腔の中央に向かうが（A），体幹冠状面がベッドと垂直でない場合（B, C），棘間中点からベッドと水平に穿刺しても（a）針は硬膜外腔の中央（b）の方向に向かわない（文献4より改変）

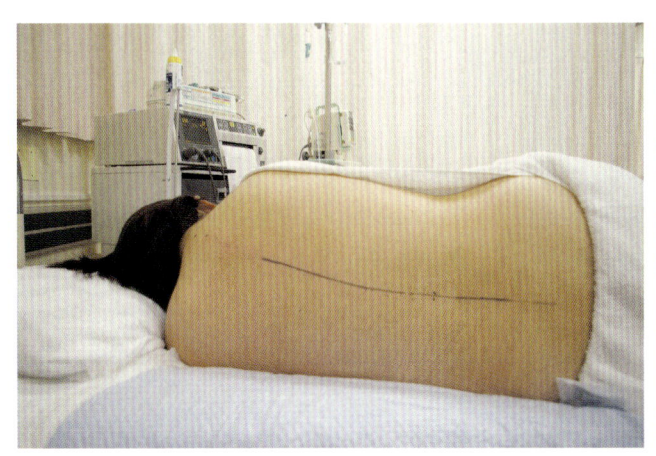

図4　硬膜外麻酔を側臥位で行うとき，上方の肩が前方に傾き脊柱管が捻れる悪い例

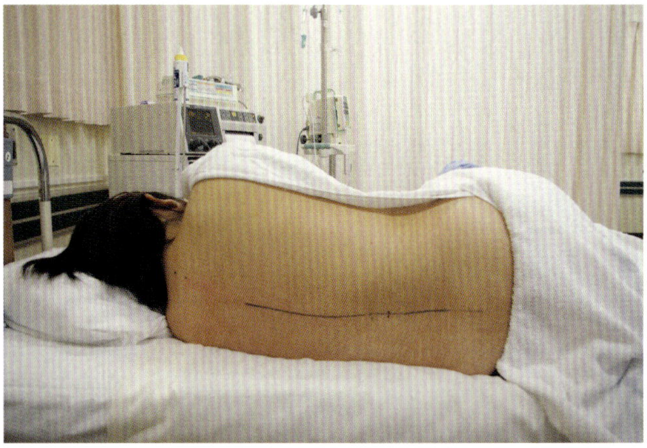

図5　硬膜外麻酔を側臥位で行うとき，肩の位置はよくても，お尻が突き出てかえって背中が反る悪い例

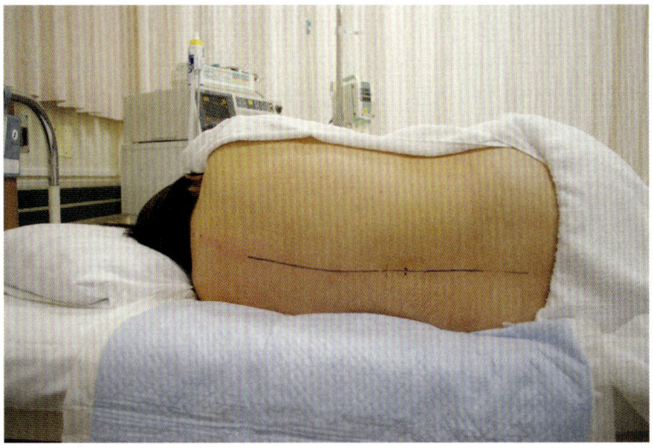

図6　硬膜外麻酔を側臥位で行うときのよい例
図5と似ているが，棘突起間を結んだ線が異なっていることに注目

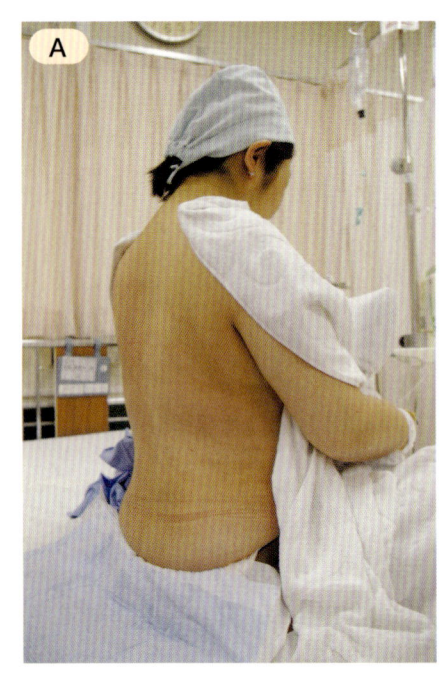

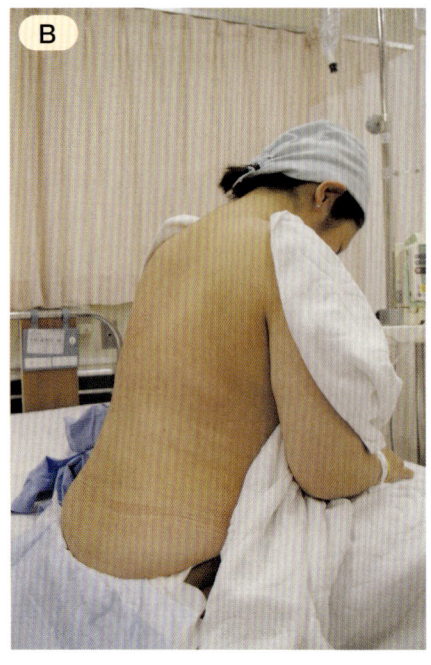

図7 硬膜外麻酔を坐位で行うとき，胡座を組ませ，かえって背中が伸びてしまう悪い例
この状態で丸まろうと前へ傾いても腰は伸びたままである

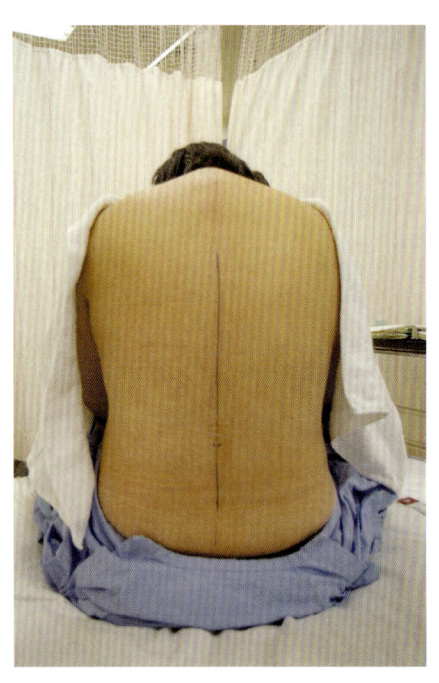

図8 硬膜外麻酔を坐位で行うときの正しい姿勢

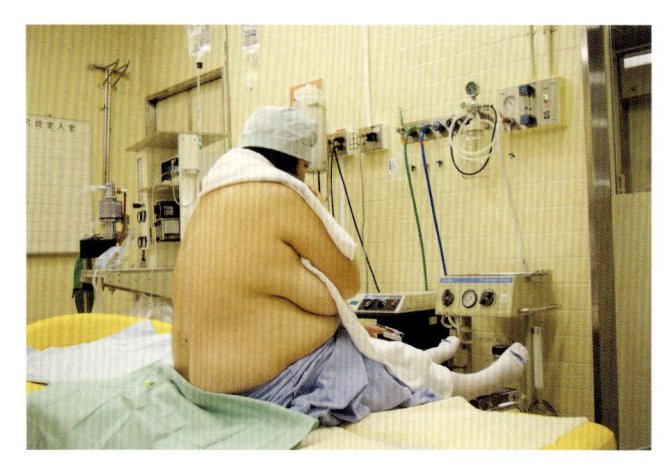

図9 硬膜外麻酔を坐位で行うときに妊婦の踵を足台の上に載せ工夫をした例（すでに硬膜外カテーテル留置済み）

3. 針の刺入および硬膜外カテーテルの挿入方法

1）棘間靱帯までの針操作

アルコールを含むポビドンヨード液で穿刺部を中心に消毒した後，できれば透明な素材のシーツで覆う．通常は正中法を選択する．しかし大切なことは棘間正中から針を刺入することではなく，最終的にTuohy針を後部硬膜外腔正中に位置させることであり，そのような意味では結果的に傍正中法になっても問題はない．

たまに針を途中まで進めた後，一生懸命顔をその側面にもっていって針が皮膚に垂直，ベッドに水平になっているかを覗き込んでいる人がいるが，これにこだわるとかえって上手くいかない．ただしそうはいっても，腰部の場合には多くが正中法で硬膜外腔に到達できるので，第一選択として傍正中法で行う必要性は少ない．

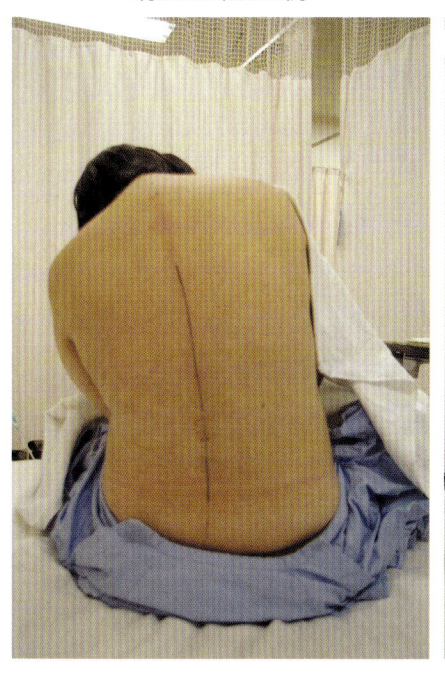

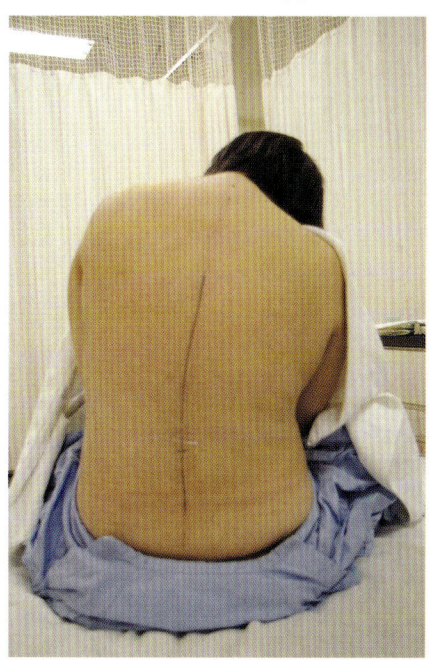

肩が左に傾いた例　　　　　　肩が右に傾いた例

肩が左に捻れた例　　　　　　肩が右に捻れた例

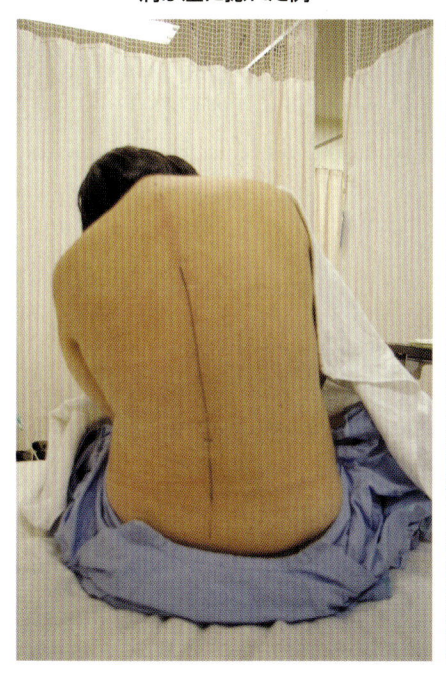

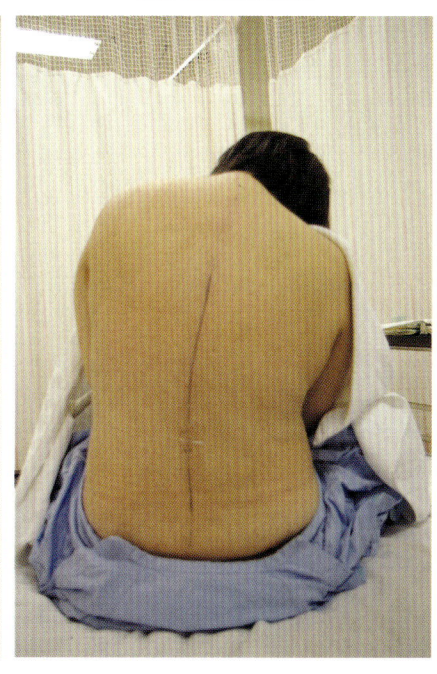

図10　坐位における肩の傾きや体幹の捻れによる影響
硬膜外麻酔を坐位で行うとき，肩が左右に傾くと棘突起間を結んだ線がカーブする．またさらに体が捻れると棘突起を結んだ線はS字（または逆S字）にカーブする

　穿刺部の上下の棘突起をよく触れたうえで，棘間の中点またはそれより数mm尾側正中から背部皮膚面に垂直に片手でハブを包むように把持して，あるいは両手でハブの羽を持ってTuohy針を進める．Tuohy針の抵抗が少しでも増えたらそれよりも針を進めることはいったん止める．この位置でTuohy針の内筒を抜いて，ハブの部分に生理食塩水を満たしたガラスシリンジまたは抵抗消失法専用のシリンジ（LORシリンジ）を接続する．

2）抵抗消失法における生理食塩水または空気

　硬膜外麻酔の確認方法として抵抗消失法に空気を用いることを好む施術者もいるが，硬膜外麻酔を行う際，空気を用いた抵抗消失法では気脳，脊髄や神経根の圧迫，空気塞栓などの合併症以外に不適切なブロックレベルや放散痛がみられるため，一般的には生理食塩水を用いるべきであるとされている．急性または慢性痛の患者に硬膜外麻酔を行った症例（空気で抵抗消失法を行った1,812人と生理食塩水で抵抗消失法を行った1,918人）を分析した研究では，硬膜穿刺が起きた，あるいは疑った症例は99例であり，内訳は

1-5　妊婦での挿入

空気群51例と生理食塩水群48例であり，うち空気群32例と生理食塩水群5例で硬膜穿刺後頭痛が起きた．頭痛は生理食塩水群より発現が早く，持続が短かったが，CTを撮ってみると空気群では脊髄くも膜下にほとんどの症例（30例）に空気が見つかった．この研究からも空気による抵抗消失法は一般的には望ましくないことがわかる．

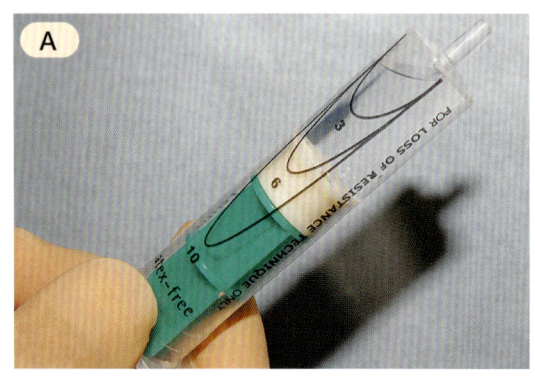

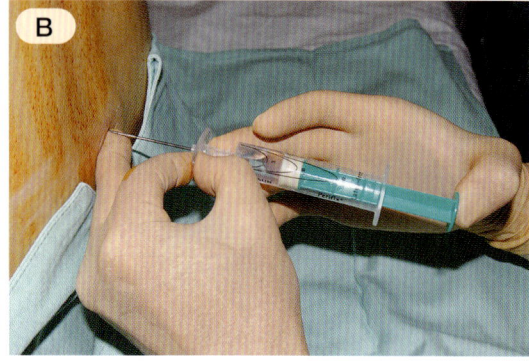

> **Point**
>
> それでも空気による感覚を残したい場合には，1mL以内の空気を生理食塩水に混ぜたシリンジを用いて抵抗消失法を行い，硬膜外腔において抵抗が消失した瞬間にシリンジ内の空気が極力入らないように注意しながらTuohy針を進めるとよい（図11）．
>
> **図11 少量の空気を生理食塩水に混ぜて抵抗消失法を行う方法**
> A）図に示すように生理食塩水に少量の空気を混ぜて抵抗消失法用のシリンジを用意
> B）少量の空気を混ぜた抵抗消失法用のシリンジを用いて，図のようにシリンジをくり返しポンピングして硬膜外針を進める．このときに先端の空気と生理食塩水の液面が硬膜外針ハブより高くなるように空気の量とシリンジの角度を調節すると，硬膜外針が硬膜外腔に入って抵抗消失したときに，空気を硬膜外腔に押し込まずにすむ

3）棘間靭帯から硬膜外腔までの針操作

初心者がTuohy針を進める際にはハブの羽を両手で持って数ミリずつ進め，抵抗消失〔硬膜外腔圧は個人差が大きいので，抵抗低下が明らかである場合は抵抗の完全消失でなくても（まだ多少の抵抗があっても）硬膜外腔までTuohy針が達している場合も多い〕の有無を確認する．

ただし，Tuohy針を数mm進めるということは，針が黄色靭帯穿刺位からさらに進んでしまっている可能性も大きいので，個人的にはTuohy針の運用は片手で行い，その運用している手で進んでいる組織の感触を，そしてもう一方の手で持続的にシリンジへ圧をかけ，常に抵抗の変化を感知しながら進める方法をとっている．たまに生理食塩水であってもシリンジへポンピングしながら圧をかけている施術者がいるが，これは間違いで，生理食塩水の入ったシリンジへは一定の圧をかけながらTuohy針を進めるべきである．

4）硬膜外カテーテルの挿入

仮に硬膜外腔の背側正中から針がずれた位置で抵抗の変化を捉えて，そこで硬膜外カテーテルを挿入すると，可能性として硬膜外カテーテルは腹外側の硬膜外腔に迷入しやすく，片側に偏った神経遮断効果を起こしやすくなる．通常は仮に硬膜外カテーテルが多少腹外側の硬膜外腔に向かっていても，注入量を増やすことで両側の硬膜外腔に薬剤が広がりうるが，妊婦では硬膜外腔の血管が怒張しているために，また脂肪組織の増加により，カテーテルが向かった方向とは反対側への薬液の広がりは妨げられやすい．さらに妊婦では，局所麻酔薬中毒を起こせば母体のみならず，胎児にまで悪影響を及ぼすために，中途半端な位置にカテーテルを留置することは望ましくない．そのために非妊婦以上に背側正中の硬膜外腔を捉える技術が必要とされる．

> **注意**
> 硬膜外麻酔を行う場所では救急蘇生ができる態勢（最低限の医療スタッフと救急カートや挿管困難用カートの準備）が常時整っていなければならない．

■ 文献

1) Hamza, J. et al.：Parturient's posture during epidural puncture affects the distance from skin to epidural space. J. Clin. Anesth., 7：1-4, 1995
2) Bahar, M. et al.：Lateral recumbent head-down posture for epidural catheter insertion reduces intravascular injection. Can. J. Anaesth., 48：48-53, 2001
3) Vincent, R. D. & Chestnut, D. H.：Which position is more comfortable for the parturient during identification of the epidural space? Int. J. Obstet. Anesth., 1：9-11, 1991
4) 小坂義弘：「新版 硬膜外麻酔の臨床」, 真興交易医書出版, 1997
5) Aida, S. et al.：Headache after attempted epidural block：the role of intrathecal air. Anesthesiology., 88：76-81, 1998

第1章 硬膜外麻酔

6 合併症とトラブルシューティング

岡本浩嗣

硬膜外麻酔そして後章で述べる脊椎麻酔どちらの手技にも合併症やそこまでいかなくともトラブルはつきものである．以下，比較的よく経験する事例に対する対処法を述べる．この通りに対処すれば必ずすべてが解決するとは限らないが，参考にしていただきたい．

1．穿刺・留置に関するトラブルシューティング

1）硬膜外腔に到達できない

硬膜外麻酔の経験豊富な麻酔科医でも硬膜外腔に到達できない場合がある．その原因は患者側にあることが多いようである．すなわち，後天性・先天性は問わないが，椎体の変形や椎体の彎曲の異常，加齢による骨棘形成や靭帯組織の骨化などの場合である．X線写真やCT，MRIなどが撮影されていればできるだけそれらの所見を参考に，再度しっかりと穿刺体位をとり，ときには上下1椎間をそれぞれ穿刺してみるとよい．アプローチを正中から傍正中に変えて（あるいはその逆もときには有効）みるのも1つの手である．

> **注意** ただし，30分以上かけても穿刺が成功しないときには中止して末梢神経ブロックや全身麻酔など他の方法をとるようにする．筆者の経験となるが，どうしても入らなかった患者が後に，強直性脊椎炎や，靭帯骨化症と診断され，無理せずによかったと胸を撫で下ろしたことがある．

2）硬膜外穿刺はできたがカテーテルが進まず留置ができない

原因として，硬膜外穿刺針が完全に硬膜外腔に抜け出していない場合，すなわち針の一部が未だ黄色靭帯内にとどまっている可能性がまずあげられる．この場合は穿刺針の先端の形状にもよるが，1mmほど注意深く硬膜外穿刺針を進めた後にもう一度カテーテル挿入を試してみよう．

もう1つの可能性として，過去に度重なる硬膜外麻酔を経験している患者や，脊椎の変形による炎症などで硬膜外腔が癒着して狭くなっている場合がある．このような場合には，穿刺する椎間を変更するか，傍正中アプローチを選択して再度穿刺してみることをお奨めする．ときに，生理食塩水を成人なら5mLほど穿刺針よりフラッシュした後にカテーテルを挿入すると成功することもあるが，効果は一定ではないようである．

3）カテーテル挿入時に患者が，しびれや痛み，違和感を訴えた

原則として抜去して再度硬膜外穿刺から開始する．原因として，カテーテルが脊髄神経根の方向に向かっていたり，直接あるいは間接的に脊髄を刺激・圧迫していたりしている可能性が考えられる．再度体の正中を意識して穿刺してみる．

稀に長期留置患者がこのような訴えをすることがある．この場合も原則として抜去し必要であれば再挿入する．ただし長期使用患者では使用した局所麻酔薬の量や濃度によっては，神経毒性や神経障害も考えられるので経過観察を怠らないようにする．

4）硬膜外穿刺ができカテーテルも挿入できたが血液が吸引された

この場合も原則として抜去して再度硬膜外穿刺から開始する．硬膜外静脈は硬膜外腔の両外側を走行していることが多いため，血管穿刺を避けるため体の正中を意識して穿刺することが大切である．

その他に硬膜外穿刺針からカテーテルを進めるスピードをゆっくりとする，より細いか軟らかいカテーテルを使用する，穿刺する椎間を変えるなども効果的と考えられる．妊婦や腹部腫瘍患者など硬膜外静脈が怒脹している可能性がある場合は，最初から血管穿刺の可能性を考えてより慎重に操作を行うべきであ

る．またカテーテル挿入後，使用してしばらく経ってから血液が吸引され始めることがある．このような場合も使用は中止する．

5）硬膜外カテーテルが抜けなくなってしまった

カテーテルが骨化した靱帯組織や棘突起・横突起の間に挟まれ，しかも体温で暖められてカテーテルの軟度が増すと抜去不能になることがある．解決方法として，もう一度，穿刺したときのような体位，すなわち屈曲位をとってもらったうえでそっとカテーテルを牽引してみるとよい．それでも抜けないときは，硬膜外カテーテル内に0度に冷却した生理食塩水を5 mLほど注入し，カテーテルが冷却され少し強度が増した時点でカテーテルを牽引してみると容易に抜去できることがある．稀であるが，数日経ってもう一度トライしてみると抜けることがある．

6）硬膜外穿刺をしたら脳脊髄液が吹き出した（硬膜穿刺をしてしまった）

この場合も原則として抜去して再度硬膜外穿刺から開始する．どの脊椎間から次に穿刺するとよいかは諸説ある．硬膜穿刺後頭痛を予防するために同じ場所にカテーテルを留置するという説，局所麻酔薬がより広がりやすくなるので1つ椎間を下げるという説，逆にあまり広がらなくなるので1つ椎間をあげるという説，それぞれに根拠があるように思えるが筆者は1椎間あげて穿刺しカテーテルを挿入している．いずれの場合も後述する硬膜穿刺後頭痛を引き起こさないか経過をしっかり観察するようにする．

7）硬膜外カテーテルが切れて体内に残ってしまった

もちろんカテーテル抜去時に無造作に強く引かないことは当然だが，万が一切れたときには以下の対処をする．

カテーテルの断端が皮下にある場合は鉗子でその先端を把持し，前述〔5）硬膜外カテーテルが抜けなくなってしまった〕のような屈曲体位をとり再び牽引してみる．

ほとんどの場合，カテーテル先端は反動で靱帯の中もしくは硬膜外腔へ遺残するため，体表面からは確認できない．また，X線，超音波，CT，MRIいずれの検査でも場所を確認できないことがほとんどである．このような場合，筆者は無理に手術で摘出することはせず，患者に今まで遺残した硬膜外カテーテルが合併症を引き起こした経験はなく，他の施設からの報告も非常に少ないと説明して経過観察をしている．

8）硬膜外カテーテルを長期留置している患者の穿刺部位が発赤しており，同部位に圧痛がある

カテーテル感染の初期徴候である．抜去し，血液検査などで感染徴候があれば抗生物質の投与（できればカテーテルの培養感受性検査で適正と判断された薬剤，そう出なければ広域製剤）を行う．特に最近糖尿病や高齢者が増えており，担がん患者やステロイド内服患者では免疫機能が低下しているので穿刺部位の頻回の観察が推奨される．

9）患者が抗凝固薬を服用している，あるいは出血傾向がある

硬膜外あるいは脊椎麻酔の禁忌患者である．可能なら末梢神経ブロック，そうでなければ全身麻酔など他の麻酔方法を選択する．未分画ヘパリンや低用量アスピリン投与中の患者では必ずしも禁忌ではない．このような患者に硬膜外あるいは脊椎麻酔が必要と判断したら，それぞれの施設基準に照らし合わせて，患者に危険性と利便性をよく説明した後に施行するとよい．また，硬膜外カテーテル留置の患者が抗凝固薬を服用し始めたり，あるいは出血傾向が出始めたら，異常がなくなってから抜去する．

2．患者管理・麻酔薬に関するトラブルシューティング

1）硬膜外麻酔で管理中に患者の血圧が低下してしまった

患者の状態の一次サーベイと対処（気道・呼吸・循環）を施行しながら，血圧低下の原因をまず考える．血管拡張による前負荷の減少であることが多いのでとりあえず輸液を負荷しながら，フェニレフリンなどのα刺激薬やエフェドリンなどのβ刺激薬を投与する．もちろん徐脈の場合にはアトロピンの適応である．さらに心エコーや動脈静脈圧をもとに二次の循環管理を進める．可能なら麻酔域をしっかりとチェックし，次回投与時は間隔を空けるか，投与量を減少させるか，あるいはオピオイドを使用するか対処を考える．

> **memo**
> 筆者は低血圧の原因がアナフィラキシー，肺血栓塞栓症，緊張性気胸など硬膜外麻酔以外が原因であることも意外に多く経験しているので参考にして欲しい．

2）硬膜外麻酔で管理中に患者が不穏になった

　この場合も，患者の状態の一次サーベイと対処（気道・呼吸・循環）を施行しながら，不穏の原因をまず考える．呼吸抑制による低酸素や高二酸化炭素，循環抑制による低血圧が原因のときには直ちにそちらを先に是正する．局所麻酔中毒の初期症状である場合があるが，その場合は同時に多弁が生じたり，複視を伴ったりする．後の局所麻酔薬中毒の項目を参考にして欲しいのだが，ベンゾジアゼピン系の薬剤であるミダゾラムやジアゼパムが有効である．間違いやすい病態に不安発作や，過換気症候群がある．不安発作の場合は少量のメペリジン系のオピオイドやブチロフェノン系の向精神薬が有効である．呼吸数が多く過換気症候群と判断されたら，再呼吸システムの導入と軽い鎮静薬の投与が有効である．

　稀に鎮静剤併用中に脱抑制が生じて不穏になることがある．このような場合には逆に鎮静を中止し，いったん覚醒させてから対処を考える．麻酔域が高位に及べば呼吸筋麻痺による呼吸抑制が生じ，結果として息がしにくいため不穏になることもある．このような場合には適正な呼吸補助が必要である．

3）硬膜外麻酔で管理中に患者が急に痛みを訴えだした

　術野の痛みなのか，他の部位の痛みなのかあるいは精神的な痛みなのかをまずチェックする．そのうえで最初は十分な麻酔域があったものが不十分になっているとしたらカテーテルのトラブルをまず疑う．そうでなければいわゆる急性耐性が生じた可能性がある．急性耐性の生じる機序は現在でもよく解っていないが，局所麻酔の量や使用時間が増えれば可能性が高まるとされている．急性耐性への対応としてはイオン化の程度を変えるために，重炭酸を投与する，違う種類の局所麻酔薬にローテーションを行うといった方法も報告[1〜3]されている．筆者は個人的にはしばらく局所麻酔薬を休薬しオピオイドを投与したり，全身麻酔に変更したりする方法を選択している．

4）硬膜外麻酔で管理中に患者の呼吸が停止してしまった

　気道を確保し呼吸を補助しながら呼吸停止の原因をまず考える．鎮静薬を併用していた場合は直ちに中止する．硬膜外に投与したオピオイドによる呼吸抑制の場合は拮抗薬であるナロキソンを投与する．瞳孔が散大，意識も消失した場合，全脊椎麻酔の可能性があるため直ちに二次救命処置に移行する．高齢者の場合は麻酔域が高位に及べば呼吸筋麻痺による呼吸抑制が生じ，結果として呼吸停止が引き起こされることもある．

5）硬膜外麻酔で管理中に患者がけいれんをはじめた（局所麻酔薬中毒が疑われた）

　直ちに気道を確保し，必要なら呼吸・循環を補助しながら抗けいれん薬を使用する．ミダゾラム，ジアゼパム，バルビツール系薬剤，プロポフォールいずれも有効とされている．カテーテルが留置されているのであれば血液が吸引できないか（血管内注入となっていないか）再確認する．また，呼吸性アシドーシスが認められる場合は中毒症状を悪化させるので補正が必要である．その他に悪化させる要因として，低タンパク血症，肝腎機能低下患者，妊婦などが報告[1〜3]されている．血管内注入による局所麻酔中毒の場合はすぐに症状がでるが，低濃度の局所麻酔薬を大量に使った場合や数時間内の総投与量が中毒量を上回っている場合には遅れて症状がでるので注意が必要である．鑑別診断として，シバリング，てんかん発作，熱性けいれん，脳出血などの器質的疾患が存在する場合などがあげられる．中毒症状が難治性の場合，脂肪製剤を点滴静注するという報告[1〜3]もある．誤解しやすい事柄として，**局所麻酔薬の種類を変えても使用した局所麻酔薬の総和で中毒域に到達することは知っておく必要がある．**

6）硬膜外麻酔後に足が動かない（硬膜外血腫の可能性？）

　硬膜外麻酔後，麻酔薬が切れる時間になっても運動神経の麻痺が残存しているときは要注意である．硬膜外血腫の可能性を急いで鑑別しなければならない．硬膜外血腫を引き起こす原因として硬膜外静脈の穿刺の他に先天性の硬膜外動静脈瘻の破裂などがあるため，強いしびれや感覚障害を伴う，進行性，脊椎横断性の運動神経麻痺が生じている場合はできるだけ早期にMRIを撮影する必要がある．MRI上硬膜外血腫が疑われたら緊急徐圧術の適応となる．血小板や血液凝固異常がある場合は直ちに補正する．

　その他の可能性として局所麻酔薬が硬膜内に入りいわゆる脊髄くも膜下ブロックになっている場合があるが，この場合は次第に麻酔域が戻ってくるので鑑別される．

■ 参考文献

1) 小坂義弘：「新訂 硬膜外麻酔の臨床」，真興交易医書出版部，2009
2) 高崎眞弓：「硬膜外鎮痛と麻酔」，文光堂，2009
3) 「ミラー麻酔科学書 第6版（日本語訳版）」（武田純三 監修），メディカルサイエンスインターナショナル，2007

第2章
脊椎麻酔

1 器具の説明 ……………………… 60
2 穿刺法（解剖，一般的な手技など）… 64
3 成人での挿入 …………………… 71
4 妊婦での挿入 …………………… 77
5 合併症とトラブルシューティング …… 82

第2章 脊椎麻酔

1　器具の説明

鈴木利保

脊髄くも膜下麻酔（脊椎麻酔）をはじめるにあたり，まず使用する器材について解説を加える．使用器材の構造や意義を理解することが患者さんの安全対策，感染対策の一助になる．十分理解したうえではじめよう．

● 脊髄くも膜下麻酔用器具の説明

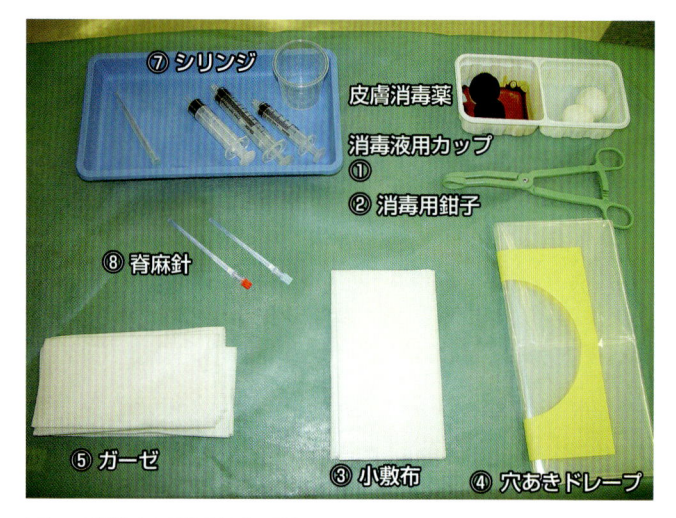

脊髄くも膜下麻酔用器具は，最近ではディスポーザブルのセットになっているものが多い．セットの内容としては，施設によって若干異なるが，当院での内容を紹介する（図1）．

① 消毒液用カップ
② 皮膚消毒用鉗子と綿球
③ 小敷布
④ 穴あきドレープ1枚
⑤ ガーゼ4〜5枚
⑥ 局所麻酔用注射針　27G針，23Gカテラン針
⑦ シリンジ　10mL，1本
⑧ 脊髄くも膜下麻酔針（以下脊麻針）

図1　脊髄くも膜下麻酔用器具

1）脊麻針の構造

脊麻針の基本的構造は，外針と内筒（スタイレット）からなり，太さは21Gから29Gまである．また，長さは70mmから90mmのものがある．外針の根元はハブ（針基部）と呼ばれ髄液の逆流が確認しやすいように透明になっており，さらに局所麻酔薬を注入しやすいように注射器が接続できるようになっている（図2）．

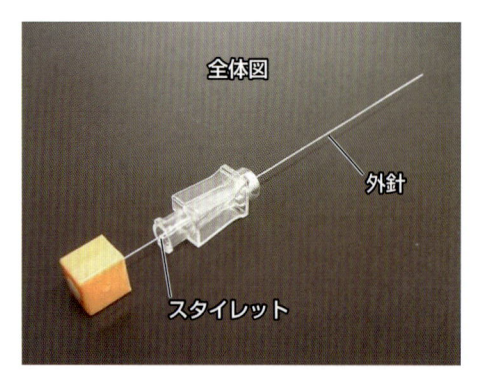

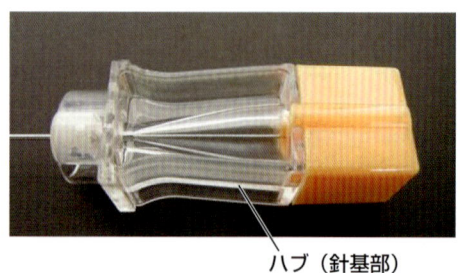

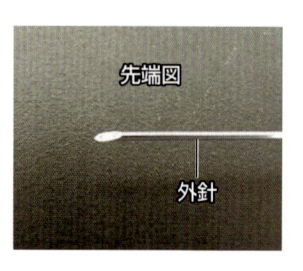

図2　脊麻針の構造

2）脊麻針の種類

脊麻針は，外針の先端の構造によって，硬膜を針先端部分で切断する針と硬膜線維を押し広げる針の2種類に大別される．前者をカッティング針（先端化開口型針），後者をノンカッティング針（先端閉鎖型針）と呼んでいる．カッティング針とノンカッティング針の特徴を表に示す[1〜4]．

表　カッティング針とノンカッティング針の長所と短所

	カッティング針	ノンカッティング針
手技	容易	熟練が必要
硬膜貫通感	不明瞭	明瞭
髄液の逆流	速い	遅い
PDPH	多い	少ない
ガイド針	不必要	必要

※ PDPH : postdural puncture headache，硬膜穿刺後頭痛

① カッティング針

カッティング針はクインケ針と呼ばれる形状のものが最も一般的な脊麻針である．刃先は鋭利であり，ランセット針と比べて刃面が小さく，セミランセット法と呼ばれる形状である．刃先が研磨されているため，皮膚を含めた組織の穿刺が容易であるのが特徴である．また，髄液の逆流は速く，手技が簡単である．欠点としては，

❶ 25Gより細い針では穿刺力が小さいために，硬膜貫通感が不明瞭である
❷ PDPHの発生率がノンカッティング針より高い[6]
❸ 先端孔であることから，神経穿刺の可能性がある
❹ 骨穿刺時に先端のダメージが発生しやすい．

がある．

図3にクインケ針の研磨法の比較を示す．Aは一般の注射針，Bはクインケ針である．刃面の特徴は大きな刃面（第一ベベル）の前方の左右に小さな2つの刃面（第二ベベル）を持っており，楕円形を呈している点である．通常の注射針や，静脈留置針に用いる研磨法であるランセット針との違いは，第二ベベルの内側が研磨されていないことにある[2]．その理由は，硬膜の貫通感を明瞭にすることと，金属片のtissue corningを避けるためと考えられている．

図4に7種類の25Gクインケ針の先端部分の拡大図を示す．同じサイズでも，刃面長，針管の厚さや第二ベベルの形成具合などが異なる．針管の内腔が広い（肉薄）と髄液の流出速度が速くなり，針管の内腔が狭い（肉厚）と髄液の流出速度が遅くなり，硬膜の貫通感が明瞭となる．また刃面が大きいと貫通感が不明瞭となる．逆に刃面が小さくなると貫通感が明瞭となる．針管が肉薄なのはユニシス社製であり，肉厚なのがテルモ社製，刃面長が長いのはBD，TOP，Dr. Japan社製，逆に刃面長が短いのがテルモ社製であることがわかる[2]．

> **memo** ＜tissue corning＞
> 脊麻針を用いると，皮膚や皮下組織をくも膜下腔に持ち込むことになり，持ち込まれた組織がくも膜下腔や硬膜外腔で感染して神経障害を起こすことがある．この予防のためにはディスポーザブル針を用いることや研磨された刃面の金属片を持ち込まない脊麻針を用いることが必要である．

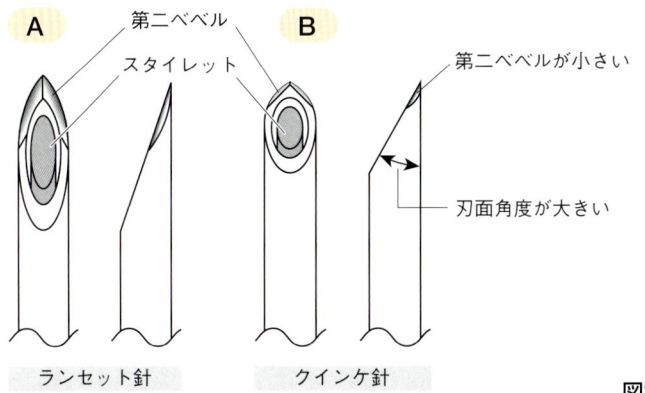

図3　クインケ針の特徴

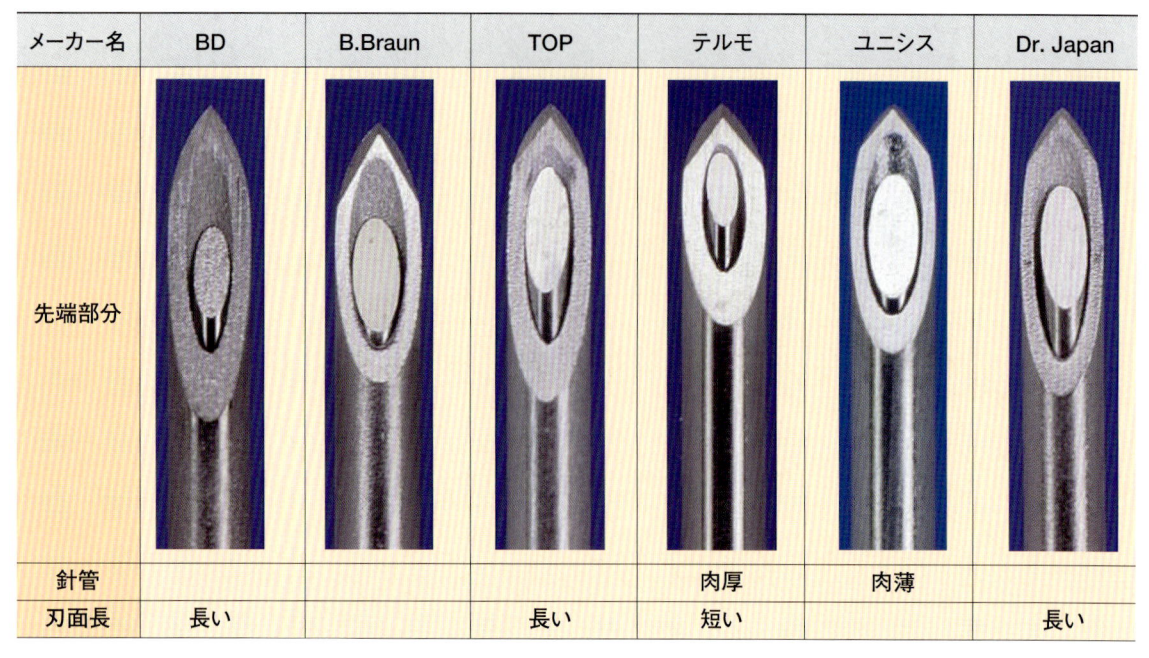

メーカー名	BD	B.Braun	TOP	テルモ	ユニシス	Dr. Japan
先端部分						
針管				肉厚	肉薄	
刃面長	長い		長い	短い		長い

図4　7種類の25G クインケ針の先端部分の拡大図

② ノンカッティング針

　ノンカッティング針は針先が円錐状であるので先端は鈍であり，硬膜の貫通感が明瞭であること，PDPHの発生率が低いこと，が特徴である．しかし，①ガイド針がないと穿刺ができないこと，②注入孔が針の先端に位置しないために髄液の流出が遅い，などの欠点があり手技に熟練を要する．

　ノンカッティング針に代表的な形状として，ペンシルポイント針とオープンエンド針と呼ばれるものがある．以下，それぞれについて解説する．

　　ペンシルポイント針：針先の先端が鈍な円錐形を呈しており，小さな側孔を有している（図5A～D）．
　　　　　　　　　　　　靭帯および硬膜を貫く際の穿刺感覚がより鮮明にわかる．
　　オープンエンド針　：紡錘状のノンカッティング針で，外針は端面をテーパー加工し従来のペンシルポイント針と外針・内針が逆の構造になっていることが特徴である（図5E）．硬膜貫通後に高率で針全体の開口部がくも膜下腔に入るという点が優れている．国内で改良を加えてファシルポイント針®という名称で販売されている．

　国内ではノンカッティング針は4種類あり，オープンエンド針はDr. Japanから販売されている．図5に4種類の25G ペンシルポイント針とファシルポイント針®の先端部分の拡大図を示す．

　ペンシルポイント針では，先端形状は直線的な円錐形のタイプとやや丸みを帯びた砲弾状のタイプの2種類がある．BD社製，ユニシス社製が円錐形（図5A, C），B. Braun社製，PAJUNK社製が砲弾状を呈

A　BD
B　B.Braun
C　ユニシス
D　PAJUNK（スプロッテ針®）
E　Dr. Japan（ファシルポイント針®）

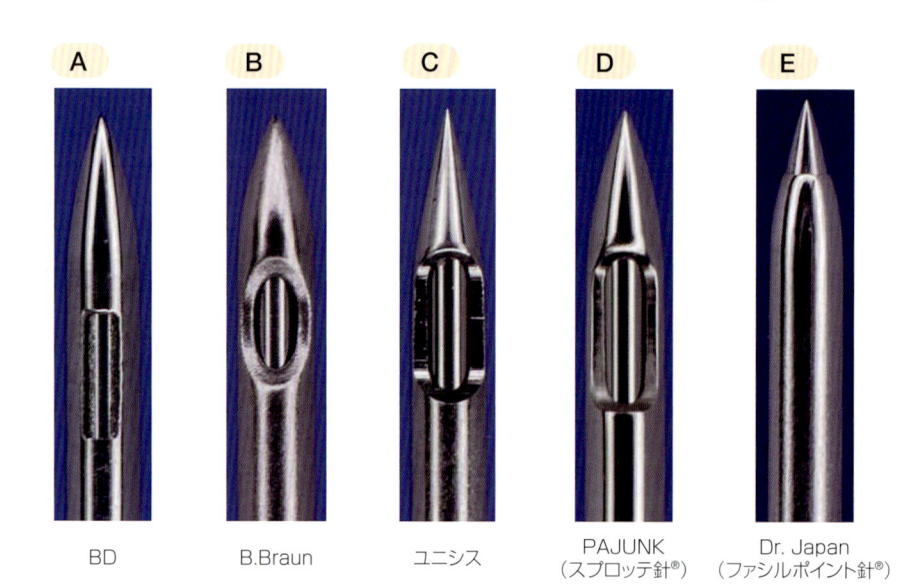

図5　4種類の25G ペンシルポイント針，オープンエンド針の先端部分の拡大図

している．髄液の効果的流出や局所麻酔薬の効果的な拡散を考慮して，側孔の位置，形状，開口位置，断面積が異なっている．

3）脊麻針のサイズの選択

脊麻針のサイズは，21Gから29Gまである．より細い脊麻針を使用することがPDPHの予防になるが，細い針は穿刺技術が難しい．PDPHの発生頻度は11％とされているが[5]，針が細くなるとその頻度は少なくなる[6]．25G クインケ針での発生頻度は2.2～10.4％であり[6～8]，27G以上で1.7％と劇的に減少する[8]．また27G ノンカッティング針では0.4％といわれている[9]．

われわれの施設では，初心者にはまず23G クインケ針を使用して，慣れてくれば25G クインケ針，麻酔科スタッフは25G ペンシルポイント針を使い分けている．

また，PDPHの発生頻度は女性が男性の2倍であり，20代に多く高齢になるとその頻度が少なくなるとされているので[5]，20～30代の若い女性には25～27G ペンシルポイント針を用いるようにしている．

> **memo**
> 細い脊麻針は針の直進性が太い針に比べて劣っており，初心者にいきなり25G針を用いて教育することは難しい．まず23Gクインケ針を用いて，経験をつんだ後に，25Gクインケ針，25Gペンシルポイント針とステップアップすることが必要である．

■ 参考文献

1) Calthorpe, N.: The history of spinal needle: getting to the point. Anaesthesia, 58: 1231-1241, 2004
2) 鈴木利保：日本で発売されている脊髄くも膜下麻酔針の構造と特性．LISA, 15: 132-137, 2008
3) 益田律子：脊髄くも膜下麻酔針．臨床麻酔，27: 1777-1785, 2003
4) 柴崎敬乃，近江禎子：脊髄くも膜下麻酔針の最近の進歩．LISA, 12: 166-169, 2005
5) VandamL, D.: Complication of spinal and epidural anesthesia. Complications in Anesthesiology (2nd ed.) (Gravenstein, N. & Kirby, R. R. eds.), pp563-583, Lippincott-Raven, Philadelphia, 1996
6) Halpen, S. & Preston, R.: Postdural headache and spinal needle design. Anesthsiology, 81: 1376-1383, 1994
7) Shutt, L. E. et al.: Spinal anesthesia for caesarean section.: comparison of 22-gauge and 25-gauge Whitacre needles with 26-gauge Quincke needles. Br. J. Aneth., 69: 589-594, 1992
8) 五嶋良吉 他：27G Whitacre脊椎麻酔針の使用経験．臨床麻酔，22: 66-72, 2000
9) 成尾浩明，高崎真弓：脊椎麻酔後頭痛を検証する．LISA, 07: 454-457, 2000

第2章 脊椎麻酔

2 穿刺法（解剖，一般的な手技など）

西山純一

脊髄くも膜下麻酔は，簡便な器具により比較的容易に麻酔が可能であり，多くの医療施設で行われている．麻酔科医として専門的トレーニングを受けていない手術執刀医が，局所麻酔手術と同様，脊髄くも膜下麻酔を行いそのまま手術を施行しているケースもいまだに見受けられる．麻酔効果はすぐに現れるため，副作用や合併症の進行も急速である．脊髄くも膜下麻酔は安全に行われてこそ，臨床的，経済的に有用であり，麻酔管理に関する正しい知識を身につけ，偶発症発生時には迅速な判断，的確な処置を怠ると重大な医療事故に発展することを常に肝に銘じ，麻酔を行うよう心がけよう．

1. 準備（preparation）

多くの部分は硬膜外麻酔に準ずる（p18参照）．

脊髄くも膜下麻酔針（22〜25G）（ペンシルポイント針使用の場合は誘導針），局所麻酔薬（薬杯），シリンジ，局所麻酔薬用注射針（23G1インチ＝25mm針），四角巾，ガーゼ，消毒薬，消毒用鉗子を清潔な状態で準備する（図1）．

> **Point**
> 脊髄くも膜下麻酔後頭痛の発生頻度は以下の方法で低くすることができる．
> ① 径の細い穿刺針を使う：麻酔後の髄液漏出量を少なくするため
> ② ペンシルポイント針を使う：硬膜の穿刺孔により多くの炎症性メディエーターが触れ，穴がふさがりやすいため

血圧低下に備え，静脈路（点滴）を確保し輸液を行う．昇圧薬を準備しておく（以前には麻酔前に晶質液を負荷しておくと血圧低下を予防できると考えられていたが，現在この説は再考を要するとされている）．また，局所麻酔薬中毒が起こった場合に備え，酸素，気道確保用器具，抗けいれん薬などをただちに使用できるようにしておく．

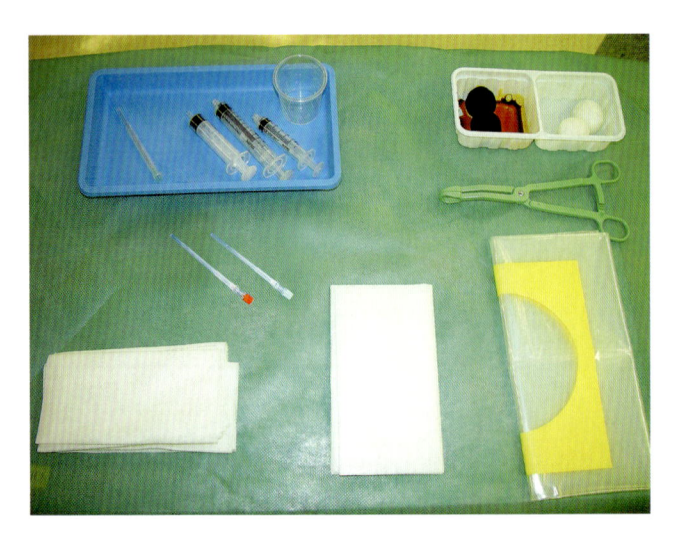

図1　準備物品

術者はイスに腰掛けて行う施設が多い．手術ベッドの高さは，手技が無理なく行える位置に調節する．一般的に脇を閉め肘を曲げ，術者の乳頭から剣状突起の高さで操作を行えるようにする．また，患者の前後の傾きが把握できるよう，全景を見渡すようこころがける（図2）．

2. 体位（position）

穿刺時の患者体位は，硬膜外麻酔と同様の側臥位（図3）もしくは枕などを抱えた前傾坐位（サドルブロック）（図4）で行う．本稿では側臥位による穿刺を説明する（術者は右利きを想定）．

体位をとる際には介助者の役割が重要であり，まず体位の意義を介助者が十分理解しておく必要がある．左下側臥位である方が穿刺は行いやすい．

患者大腿部を腹部に屈曲させ，額と膝ができるだけ近くなるように背中を丸めさせる（介助者が「エビのように丸く」など励ます）．このとき患者の背中面が手術ベッドに垂直になるよう，前に倒れすぎないよう補助する．「丸める」ことができない場合は，正中法での穿刺はむずかしくなるので，傍正中法でアプローチし，正中からの距離も少し離した方が成功することが多い．

> **Point**
> 従来，腰椎にはL3を頂点とした前彎があり，高比重液がL2/3の穿刺では頭側に，L3/4の穿刺では尾側に薬液が流れるといわれていたが，実際は仰臥位になると前彎は消失し，L5が若干高いなだらかな傾斜となる（＝穿刺椎間にかかわらず薬液は頭側に移動する）ため，仙骨領域の麻酔は坐位で行った方が効果が得られやすい（図5）．

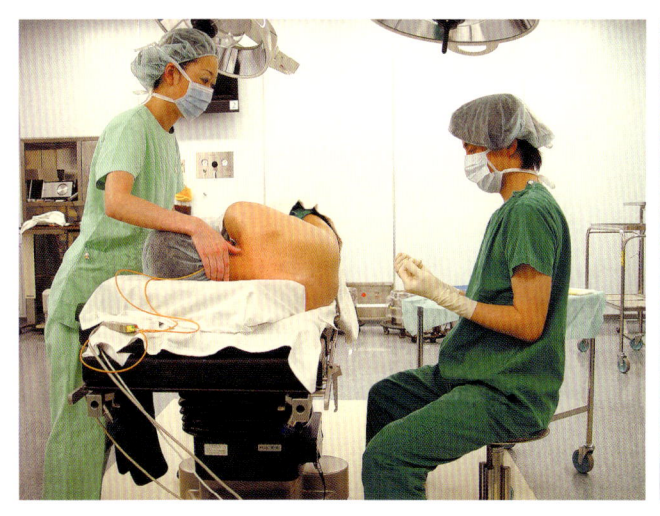

図2 手技を行う際の姿勢

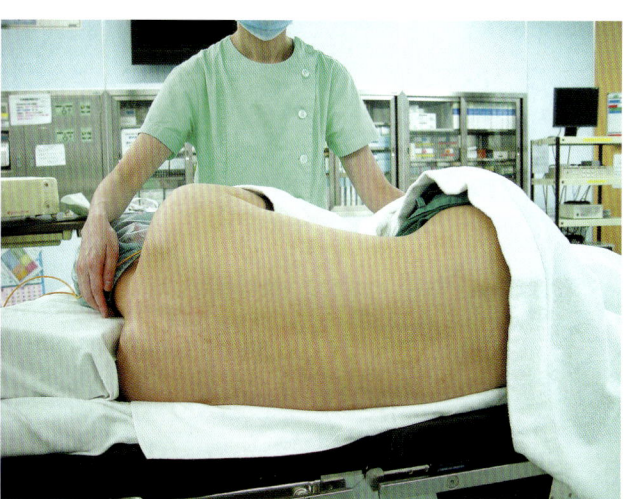

図3 患者の体位（側臥位）

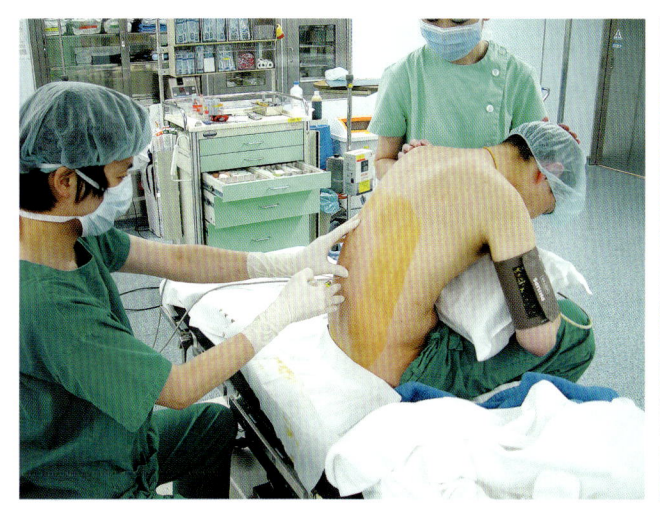

図4 患者の体位（坐位）

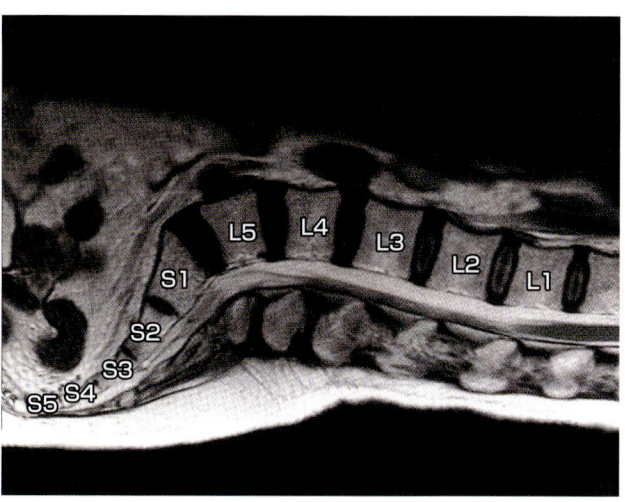

図5 仰臥位での腰椎の傾斜

2-2 穿刺法（解剖，一般的な手技など）

3. 計画（projection）

　脊髄は脊柱管内にあり，硬膜，くも膜，軟膜に包まれ，周囲を髄液に満たされた状態で存在する（図6）．脊髄くも膜下麻酔はこの髄液内に局所麻酔薬を注入する技術であるが，針先がくも膜下腔に達するため，**針で脊髄を損傷しないよう注意しなくてはならない**．脊髄は成人ではT12〜L1下端より尾側は脊髄円錐から馬尾となっており，一方くも膜下腔はS2まで続いているため，通常，神経損傷を避けるためL2より尾側での穿刺を行う．

　注入された局所麻酔薬は髄液内を拡散し，くも膜下腔内で薬液が及んだ範囲に存在する神経根の主として神経軸索に作用する．麻酔域は局所麻酔薬の量，投与速度，比重によって決まり，一般に表の範囲の手術が脊髄くも膜下麻酔によって可能である．

　穿刺を行う腰椎の椎弓間隙は母指頭大に開いていることが多く，腹部単純X線写真でも確認できることが少なくない（図7）．しかし，加重負荷や加齢による椎弓間隙の狭小化，骨棘の生成，骨の癒合も多く，術前の評価が重要である．特にL4〜S1の間は椎間板の変性のため椎弓間隙が狭窄しやすい．また腰椎の椎弓間隙は正中で最も広く正中法での穿刺に適しているが，棘上靱帯の骨化，棘突起先端の骨棘癒合などが生じていると穿刺に難渋することがある．

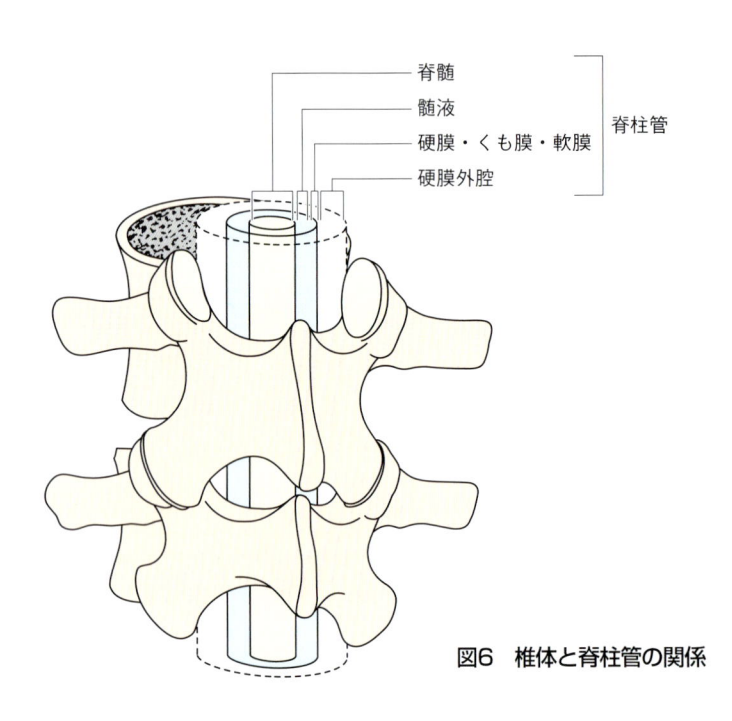

図6　椎体と脊柱管の関係

表　脊髄くも膜下麻酔によって可能な手術臓器と神経支配

T10〜12	虫垂，盲腸，腎盂，尿管，子宮
L1，S2〜4	直腸，肛門，膀胱，尿道，前立腺，精巣
L2〜5	鼠径部，股関節，大腿
L4〜S3	膝関節，足関節

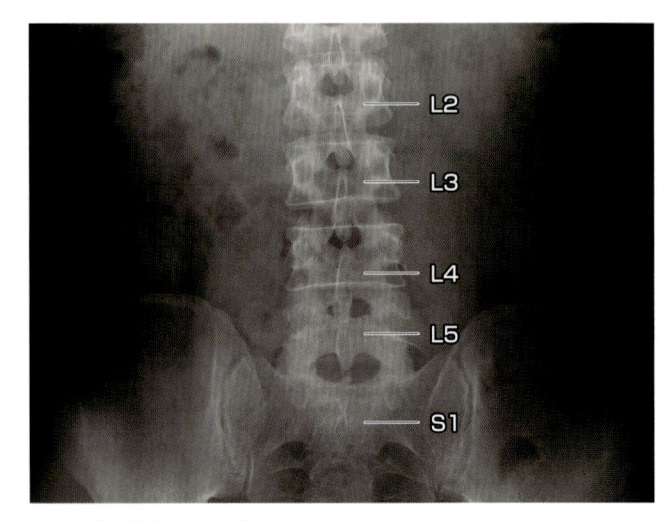

図7　腹部単純X線写真
穿刺する椎弓間隙を確認する

4. 穿刺 (puncture)

1) 消　毒

　硬膜外麻酔と同様に，ポビドンヨード，消毒用エタノールを用い穿刺部を中心に広い範囲の消毒を行う．針と患者の背中面（＝脊柱）の関係が把握しやすいよう，慣れるまで穴布の使用は避けた方がよい（ビニール素材の穴あき透明ドレープが有用である）(図8)．穴布やドレープを使用しない場合でも，操作時の清潔状態維持のため患者の下に四角巾を敷く（硬膜外麻酔時のようにカテーテル挿入などの手技がないため，四角巾を使用しない施設もある）．

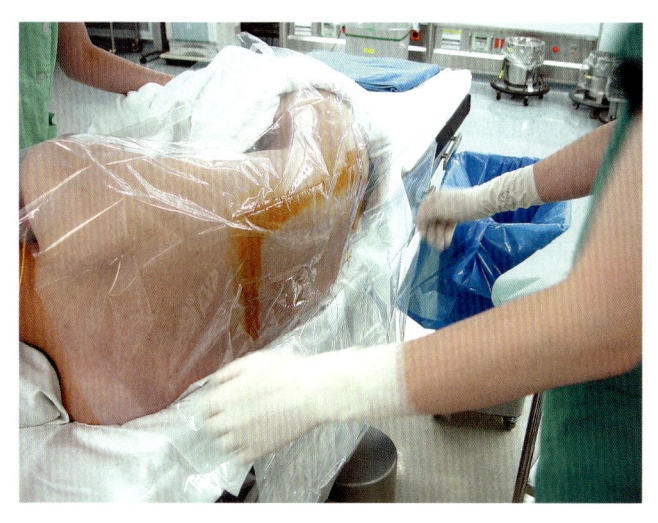

図8　消毒およびドレーピング

2) 穿刺部位の確認

　一般的にL2/3またはL3/4から穿刺を行うことが多い．体表から視認または触知できる腸骨稜（Jacoby線：左右腸骨稜を結ぶ線）のL4/5，後上腸骨棘のS2などを目印として目的の椎間を決める．ただしX線写真でJacoby線がL4/5棘突起と一致していても，腸骨稜を触れる方法では，皮下脂肪を考慮する（**肥満者ではL3/4になることがある**）(図9)．

　穿刺法は硬膜外麻酔同様，正中法と傍正中法とがあり，どちらの方法でも可能である．まず目的の椎間を棘突起を触知して確認する．触知は棘突起を左手示指，中指で挟むか（図10A），左手母指で触れ（図10B），頭側の棘突起の尾側縁から棘間の位置を把握する．

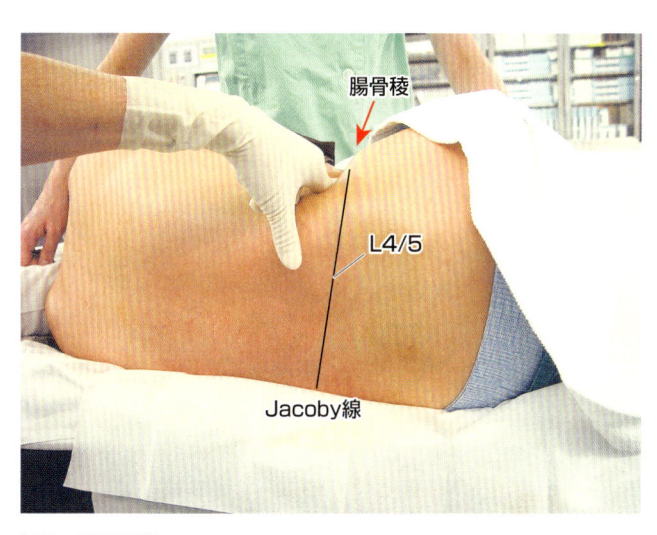

図9　穿刺部位

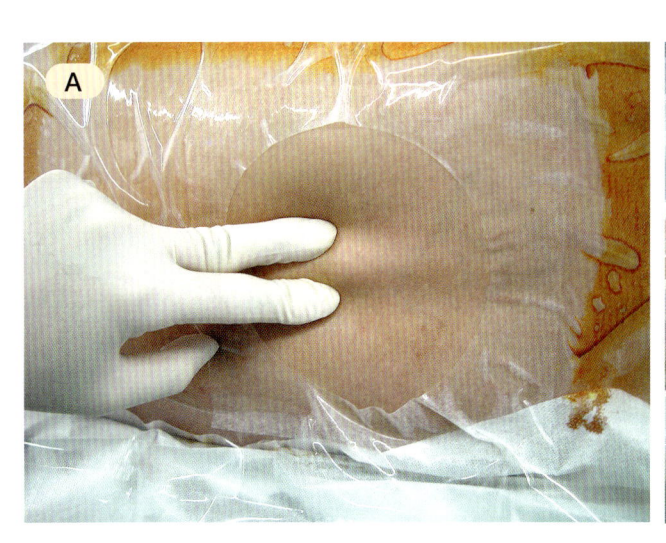

図10　刺突起の確認
A) 左手示指，中指で挟む
B) 左手母指で触れる

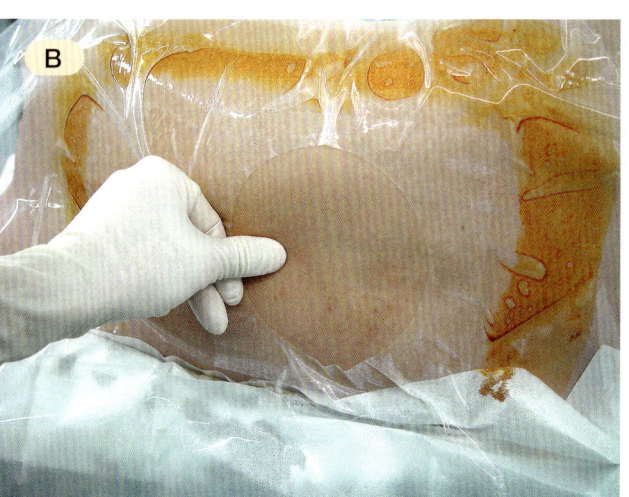

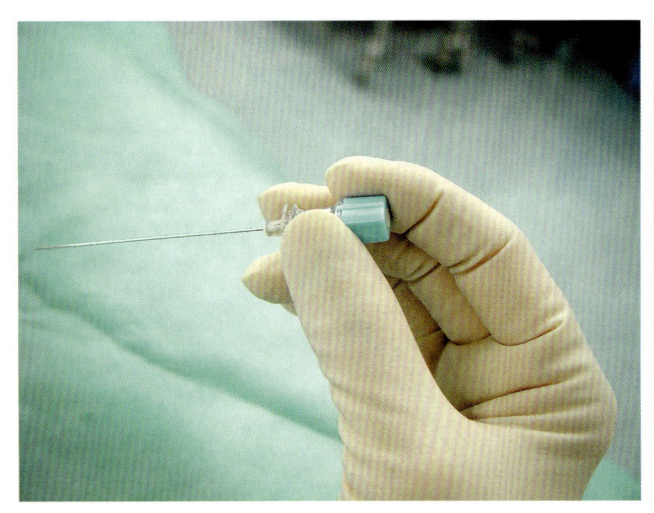

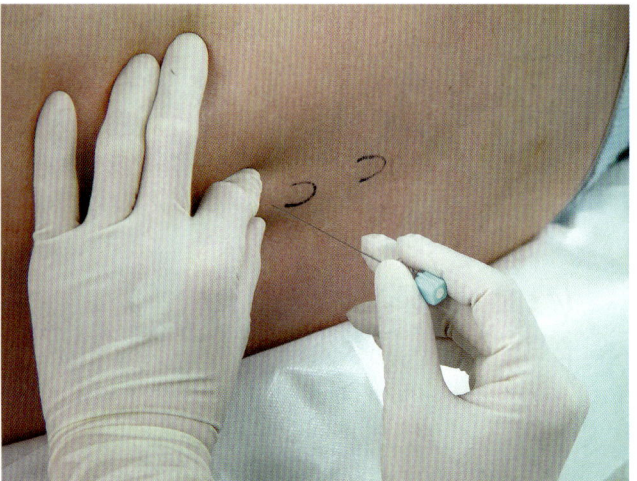

図11　穿刺針の持ち方　　　　　　　　　　　　図12　穿刺針の進め方

3）局所麻酔

　皮内〜皮下組織に局所麻酔を行うが，麻酔薬の浸潤により皮下が膨隆し，棘突起，棘間の位置が不明にならないよう気を付ける（マーキングを行うか，棘突起から左手を離さずに，右手のみで局所麻酔を行う）．
　正中法では棘上靱帯から内部は感覚線維が分布していないため，理論的には黄色靱帯より奥の組織には麻酔が必要ないと考えられ，さらに脊髄くも膜下麻酔に用いる針は細く，局所麻酔に使用する針と同じ径口があり，意味がないという意見もあるが，1回の穿刺でくも膜下腔に達しないことが多く，針が正中から逸れ，筋肉，骨膜など有痛組織に触れる場合もあるため，傍正中法のときと同様，周囲組織も含め十分な浸潤麻酔が必要である．

4）アプローチ

　特別な理由がなければ通常正中法が選択され，上下の棘突起間，正中線上から患者の背中に対しほぼ垂直に穿刺を行う．妊娠や下肢の骨折などで体位がうまくとれず，腰椎前彎を減らすことができない患者では傍正中法の方が成功率が高く有利である．ペンシルポイント針を使用する場合は，先行して誘導針による皮膚，皮下の穿刺が必要となる．

① 針の刺入

　穿刺針は右手母指，示指で投げ矢（ダーツ）のように持ち（図11），針柱に中指を添えてすすめる（図12）．方向性が間違っていなければ，椎弓間隙から黄色靱帯，硬膜，くも膜まで障害物はない．針を4〜5cm程度進めたところで黄色靱帯通過に伴う抵抗の変化（**チーズに楊枝を刺したような若干重くなる感じ**）を感じることができ，続いてすぐに硬膜が穿刺できる．

② 硬膜穿刺

　硬膜は強靱な線維弾性組織の被膜で，穿刺時には独特の穿通感（**ウインナーに楊枝を刺したときのようなプツンとした感じ**）が得られることが多い（ない場合もある）．硬膜とくも膜は密着しているため，臨床的に一枚の膜として一度に穿刺される．硬膜およびくも膜には感覚神経上行枝はなく，穿刺による痛みはない．

> **Point**
>
> このとき針のベベル（切り口）を患者体軸に平行に針を進めた方が，縦走する硬膜線維の切断を防ぎ，麻酔後の髄液漏出が少なく，後頭痛発生が予防できると言われている．

5）髄液流出の確認

　硬膜穿刺感を得たら針からマンドリン（内套）を抜き髄液流出を確認する．すぐに髄液が認められない場合には針を90度ずつ回転させてみる．それでも髄液が出てこない場合には再びマンドリンを入れ，針を1〜2mm程度進め，再度確認をすることをくり返す．

> **注意**
> 針をかなり深く挿入しても一向に髄液流出がみられない場合の多くは刺入点が不適切か，方向が正確でないため，針が正中を外れて進んでいることによる．このように髄液が認められない場合，または骨性抵抗を認め針が進まない場合，患者が神経刺激を訴えた場合には，針の方向を変える必要がある．脊髄くも膜下麻酔に用いる針は径が細く簡単にしなるため，針を一度皮下まで引き戻してから刺し直さないと結局針先の位置が変わらず同じ場所を進むことになるため注意を要する．

6）薬液の注入

髄液流出が確認できたら薬液を注入する．針とシリンジの接続時，また薬液注入中に針先の位置が変わらないよう，左手母指，示指で針のハブをしっかり把持し，左手背を患者の背につけ固定した状態で操作を行う（図13）．

薬液の注入は0.2 mL/秒程度の速度で行う．教科書的には薬液注入に先立ち，薬液のシリンジで引圧をかけ髄液が吸引できることを確認するとされているが，現在，脊髄くも膜下麻酔に使用される針はより細い径のものが推奨され，穿刺後髄液流出が認められていても吸引してみると逆流が得られないことも少なくない．実際，逆流が確認できなくても麻酔効果に影響はなく，吸引による確認の必要性は低いと言われている．さらに吸引した髄液により薬液濃度が低下し総量が増加することにより，かえって効果が減弱し，麻酔範囲が拡大する（麻酔の効きが悪く，血圧が下がる）可能性がある．

また薬液拡散を目的としてシリンジで髄液の吸引，注入を数回行うbarbotageも，注入速度が一定であれば，麻酔域の広がりは期待できないと言われている．

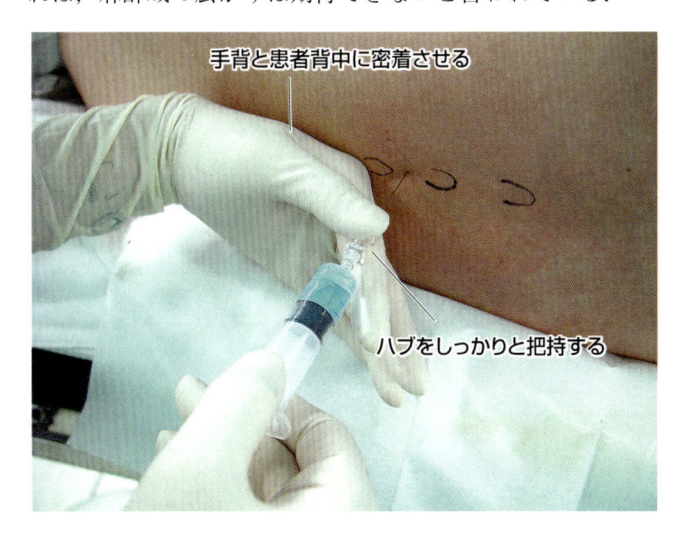

図13 針の固定と薬液の注入

7）麻酔効果の確認

薬液注入後は冷感法や，ピンプリック法などにより経時的（直後，5分後，手術終了後など）に効果を判定し，穿刺部位，局所麻酔薬の種類，比重，濃度，投与量，投与速度による麻酔効果（麻酔域，循環変動など）を感覚として身につけられるよう心がける．

> **memo ＜冷感法＞**
> アルコール綿や金属（鉗子など）の接触により温度感覚の消失レベルを調べる方法〔ポリアンプ入り生理食塩水（20mL）をアンプルごと凍らせて使用することも可能〕

> **memo ＜ピンプリック法＞**
> 摂子（ピンセット）や針により痛覚の消失レベルを調べる方法（愛護的に行うには針刺し事故防止用プラスティック針を利用するとよい）

■ 参考文献

1) 植田口禾佐：Ⅲ．神経　9．脊髄くも膜下麻酔に必要な解剖－くも膜下腔の脊髄と馬尾神経，局所麻酔薬の流れ（分布）．「麻酔科診療プラクティス5　麻酔科医に必要な局所解剖」（高崎眞弓 編），pp184-188，文光堂，2002

2) 村川和重：Ⅱ．脊髄と脊柱　1．くも膜下ブロック．「麻酔科診療プラクティス12　ペインクリニックに必要な局所解剖」（高崎眞弓 編），pp58-66，文光堂，2003

3) David, L. Brown, Ⅲ：麻酔管理総論　第43章　脊髄くも膜下麻酔，硬膜外麻酔，仙骨麻酔．「ミラー麻酔科学」（Ronald, D. Miller 編，武田純三 監），pp1287-1310，メディカル・サイエンス・インターナショナル，2007

第2章 脊椎麻酔

3　成人での挿入

金井昭文

脊髄くも膜下麻酔の実際について記載した．脊椎の解剖と使用薬の特性を理解することが脊髄くも膜下麻酔の上達には不可欠と考えられる．脊髄くも膜下麻酔の手技に関しては特に詳細に述べたが，筆者の経験則に基づく部分が含まれるとこを御容赦願いたい．

1．穿刺針の種類

静脈注射針と同様に先端が斜めにカットされたカッティング針（Quincke針，Crowford針）と，先端中央が突出したペンシルポイント針（Whitacre針，Sprotte針，Tapered針）がある（p60，第2章1）．

カッティング針は刺入抵抗が少なく穿刺しやすいが，ペンシルポイント針よりも硬膜穿刺後頭痛（髄液漏出）を続発させやすい[1]．穿刺針が太いほど硬膜穿刺後頭痛を起こし，細いほど穿刺が難しくなる．25Gまたは27Gのペンシルポイント針が望ましい．

カッティング針を使用する場合にも25Gまたは27Gを選択し，先端ベベルを天井側に向けて硬膜穿刺することで硬膜穿刺後頭痛の発生を予防する（後述）[2]．

いずれの針も29Gでは細すぎて穿刺が難しくなり，複数回の硬膜穿刺から硬膜穿刺後頭痛を発生しやすくする危険性がある．

2．局所麻酔薬の種類（表1）

脊髄くも膜下麻酔に使用できる市販局所麻酔薬には，ブピバカイン，テトラカイン，ジブカイン，リドカインがある．神経組織への安全性，血行動態の安定性，長い作用時間（手術時間の延長に対応可能）などからブピバカインが薦められる．ブピバカインには高比重0.5%マーカイン®と等比重0.5%マーカイン®がある．3%キシロカイン®（リドカイン）は60分程度の作用時間であるので日帰り手術などに有用であるが，神経障害が懸念される[3]．高比重0.5%マーカイン®を生理食塩水で希釈（0.25～0.33%）して用いれば日帰り手術に十分対応できる[4]．

表1　脊髄くも膜下麻酔に用いる局所麻酔薬

局所麻酔薬（%）		投与量（mL）			作用時間（分）
		S（サドルブロック）	T10	T4	
ブピバカイン	高比重0.5%	1.0～1.5	1.0～2.0	2.0～3.0	120～150
	等比重0.5%	—	2.5～3.0	3.0～5.0	180～300
リドカイン	高比重3%	1.0～1.5	1.0～2.0	2.0～2.5	45～60

3．オピオイドの使用（表2）

1）フェンタニル

フェンタニルの添加で局所麻酔薬の使用量を減らすことができる．虚血性心疾患や心不全を合併する症例における手術には有用である．生理食塩水で希釈した等比重0.25%ブピバカイン2.6～3.6 mLにフェンタニル20 μg（0.4 mL）を添加してくも膜下投与すると，安定した血行動態のもとに開腹手術を行うことができる．

2）モルヒネ

局所麻酔薬の作用消失後に鎮痛作用を長時間持続させることを目的にオピオイドを使用するときは，モルヒネの長い作用時間を利用する．モルヒネの作用発現は遅いため，局所麻酔薬は希釈や減量を行わず，通常量に100～300μgのモルヒネを添加する．持続硬膜外鎮痛を行えない術後に有用である．

モルヒネは用量依存性に鎮痛作用は増強するが副作用も増える．副作用にはナロキソン40μgの静注で対応する．呼吸抑制に対しては40μgの静注後，改善するまで20μgの静注を続け，重症例では改善後に5μg/kg/時で持続静注する．帝王切開術にモルヒネ0.15mgを使用すると，0.26%に呼吸抑制が生じると報告されている[5]．上位レベルまで麻酔が及ぶ症例，重症合併症を有する症例でのくも膜下モルヒネは0.1mgとする．

表2 脊髄くも膜下麻酔に用いるオピオイド

オピオイド	目的	使用量（μg）	作用時間（時間）	副作用
フェンタニル	血行動態の安定化 筋弛緩作用の減弱	10～30	2～4	掻痒
モルヒネ	鎮痛作用の延長	100～300	6～24	掻痒，嘔気，尿閉 呼吸抑制

4. 脊柱の解剖学的形態と穿刺部位

側臥位での脊柱の傾きはベッドの縦軸に平行であるとは限らない（図1）．ベッドが水平でも，男性は骨盤の幅よりも肩幅の方が広いために頭高位となる．一方，女性は肩幅よりも骨盤の幅が広いので頭低位となる．高比重または低比重の局所麻酔薬を使用する場合には，その拡がりが重力に依存するため，脊柱の傾きを常に意識する必要がある．局所麻酔薬投与後の仰臥位においては，脊柱の生理的彎曲が重要となる．仰臥位での脊柱の最高点はL4，最低点はT8である[6]．妊婦では最高点が尾側L4/5，最低点が頭側T6/7に移動する[7]．

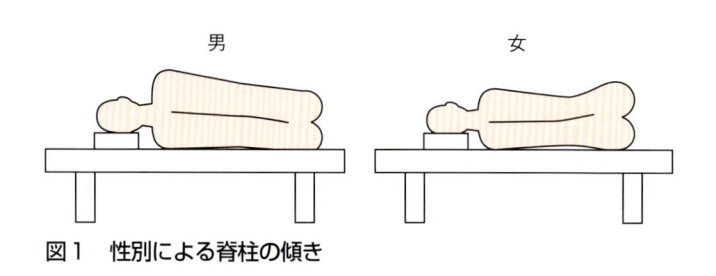

図1 性別による脊柱の傾き

表3 目的の麻酔域に合わせた穿刺部位

高位脊髄くも膜下麻酔	L2/3，L3/4
低位脊髄くも膜下麻酔	L3/4，L4/5
サドルブロック（高比重液で座位穿刺）	L4/5，L5/S1

脊髄くも膜下麻酔は脊髄穿刺を懸念し，脊髄がなく，くも膜下腔があるL2～S1の間で穿刺する（表3）．くも膜下腔は馬尾領域では脊髄量が多いが，脊髄のあるL1より頭側では脊髄量が少ない．脊髄量は麻酔の拡がりに影響する重要な因子で，**髄液量が少ないほど麻酔域が広がる**[8]．したがって，等比重薬は重力の影響をほとんど受けないが，穿刺部位が頭側であるほど麻酔域は拡がりやすい．

5. 高比重液と等比重液

高比重液は重力の影響を利用した麻酔範囲の調節が容易であり，片側麻酔が可能である．等比重液に比べて作用発現が速く，広範囲の麻酔が得られ，麻酔の拡がりを予想しやすいなどの特徴がある．

一方，等比重液は作用発現が遅く，麻酔が拡がりにくいので，交感神経遮断に伴う低血圧が生じ難い．さらに，作用持続時間が長い．また患側が上（天井側）になる側臥位手術では，等比重液を用いると，手術と同じ体位で麻酔ができる．身体片側に疼痛を有する場合には，疼痛側を上にして負担の少ない姿勢で麻酔できるのも等比重液の利点である．

> **memo**
> 髄液密度には個人差があり，等比重0.5%マーカイン®はやや低比重液になることが多い．特に男性に対しては低比重液になりやすい[9]．等比重0.5%マーカイン®を用いて十分な麻酔範囲が得られない場合には，頭高位にすると麻酔範囲が拡がる可能性がある．

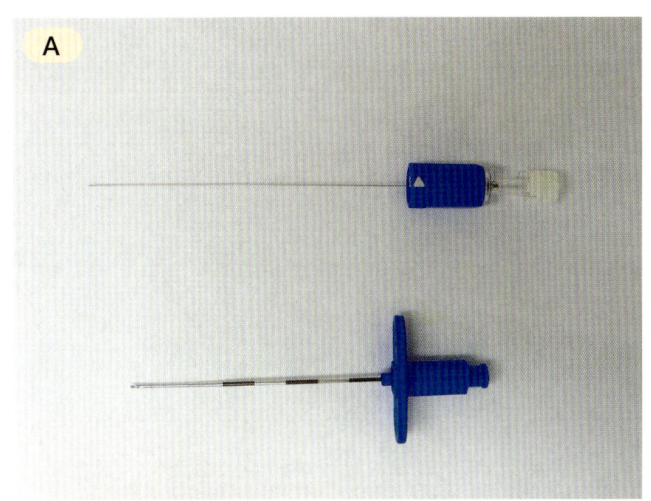

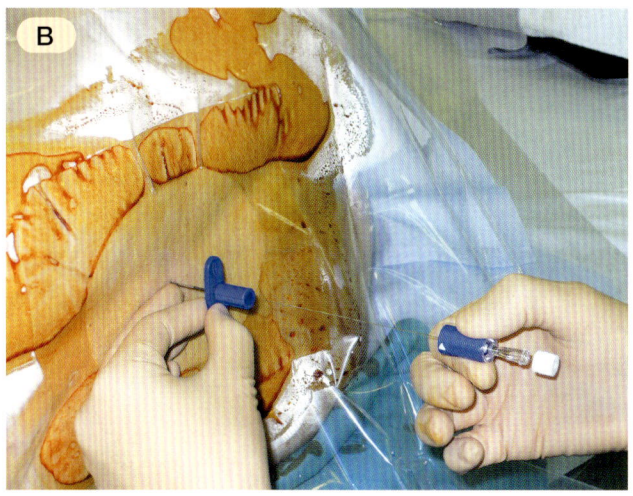

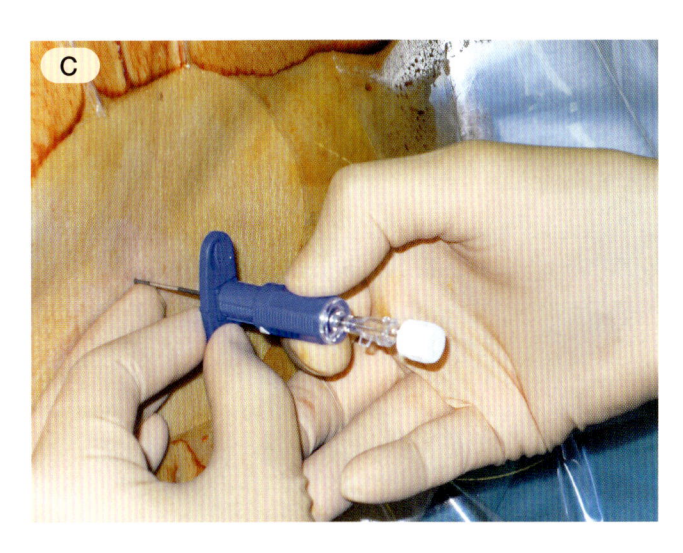

図2　脊髄くも膜下硬膜外併用麻酔の手技

6. 脊髄くも膜下硬膜外併用麻酔（combined spinal epidural anesthesia）（図2）

　　長時間手術や術後疼痛管理のときに，局所麻酔のくり返しや持続投与を目的として硬膜外麻酔が必要となる場合がある．脊髄くも膜下硬膜外併用麻酔は腰部に1カ所の穿刺で脊髄くも膜下麻酔と硬膜外麻酔を行える．その際は，腰部硬膜外穿刺した硬膜外針内に脊髄くも膜下針を通して，くも膜下腔に局所麻酔薬を投与する．ついで，脊髄くも膜下針を抜去して硬膜外カテーテルを留置する．これにより，脊髄くも膜下麻酔の作用消失前に硬膜外麻酔を追加し，鎮痛作用を持続させることができる．

　　また，脊髄くも膜下麻酔における麻酔域の拡がりが不十分であるとき，硬膜外カテーテルを介して5 mL程度の局所麻酔薬または生理食塩水を投与することで，硬膜とくも膜が前方に押されて，くも膜下腔内の局所麻酔薬が頭尾側に拡がる[10]．

7. 高位レベルに麻酔が拡がりやすい要因

　　前述のように，髄液量が少ないほど麻酔域が拡がる[8]．低身長（低座高）では髄液量が少ない．慢性的に腹腔内圧が上昇すると（腹水，腹腔内巨大腫瘍，妊娠後期，高度肥満），硬膜外腔の静脈怒張によりくも膜下腔は狭くなり，髄液量が減る[11]．また，高齢者は靭帯肥厚や椎骨変形により脊柱管腔が狭窄して髄液量が減るため，麻酔域が広範囲に及びやすい．さらに，原因の詳細は不明だが，思春期以下の若年者では麻酔域が適度に広範囲となりやすい．身長や体重のみで麻酔を行うと予想外に広範囲麻酔となり，呼吸筋麻痺や意識障害を引き起こす危険性がある．

8. くも膜下穿刺の手技手順

① 患者体位は側臥位または坐位とする．高比重液は患側を下，低比重液は患側を上にして穿刺する．側臥位では，患者は両膝を抱えて丸まり，背部をできるだけ後方に押し出す（図3）．この姿勢により，椎間が拡がって脊髄くも膜下針を進めやすくなる．しかも，馬尾が張りくも膜下腔の前方に移動するため，針が馬尾に当たり難くなる[12]．患者背面はベッド横軸に垂直，ベッド縦軸に平行とする．

② Jacoby線（両腸骨最上点を結ぶ線）を指標に，目的とする椎間を探す．Jacoby線は通常L4棘突起と交わるが，脊柱屈曲位では尾側にずれ，L4/5を通過することが多い．初心者は穿刺部位にマーキングするのがよい．

③ 皮膚消毒は予定穿刺部位から外に向けて余白なく2～3回行う（p30，正中法による硬膜外カテーテルの挿入手技手順を参照）．

④ 穿刺部位が施行者の頸部～胸部の高さにくるように患者ベッドまたは自身の椅子を調節する．これにより，患者背面と脊髄くも膜下針の角度が確認しやすく，また，針を安定して進められる（針に力を加えやすい）．

⑤ 左手の示指と中指を立てて背部を探り，穿刺部位（棘突起間正中）を明確にする（図4）．2本の指の間を正中線が通過するようにし，正中線上の2指間を穿刺部位とする．

⑥ 穿刺部位の皮膚と皮下に局所浸潤麻酔をする．深部まで針を刺入して硬膜穿刺しないように注意し，1％リドカインで十分麻酔する．30G針で行うと痛みが少ない．

> **Point**
> 高齢者で触診により棘突起間を同定するのは容易ではない．皮膚浸潤麻酔の際に針を上下（患者左右）に動かし，針が骨に当たらないことを確かめる（図4）．

⑦ 脊髄くも膜下針の柄先端付近をつかんで刺入する（図5）．刺入困難であれば刺入部位を針でカットして拡げる．脊髄くも膜下針は躯幹の左右軸に対して直角，頭尾軸（棘突起列）に対して直角または少し尾側に傾けて（針先をやや頭側へ向けて），針先が正中から外れないように進める（図6）．カッティング針を用いる場合にはベベルを患者の右または左に向けて進めるが，その際に針はベベルの対側に向かって進みやすいので注意する．針を進める際は，左手背を患者背面に付け，左母指と示指で針柄を支持し，右手で針柄尾端付近をつかんで前方に押す（図6）．脊髄くも膜下針が棘上靭帯に達すると抵抗が強くなる．脊髄くも膜下針が棘上靭帯から棘間靭帯に入った感触を得たら，いったん針から手を離してみる．脊髄くも膜下針は棘間靭帯に入っていればピンと張るが，入っていないと垂れ下がる．脊髄くも膜下針が棘間靭帯に固定されたとき，改めて頭尾側の2つの棘突起の位置を確認する．すなわち，固定が正中であることを確かめる．

⑧ 針抵抗が変わったら，針内筒を抜いて髄液の逆流を確認する．髄液が確認できなければ針を進めては内筒を抜いて髄液確認をくり返す．

⑨ 髄液が逆流したら針を回転させ，すべての方向で髄液が逆流するかを確かめる．逆流しない方向があれば，針をさらに進める．針先注入孔の一部がくも膜下腔外であると，局所麻酔薬のすべてをくも膜下腔に投与できない．すべての方向での逆流確認後，局所麻酔薬を注入する．薬液注入時は，針をしっかり固定して，針の深さが変わらないように注意する．また，空気が入らないようにする．局所麻酔薬がくも膜下腔に投与されると，即座に腰下肢が温かくなるので，患者に「腰や足が温かくなりましたか？」と問診する．

⑩ 針を抜去し，皮膚の余分なポビドンヨード消毒薬をチオ硫酸ナトリウム・エタノール（ハイポエタノール®）により拭き取り，刺入部にはガーゼ付きテープを貼る．

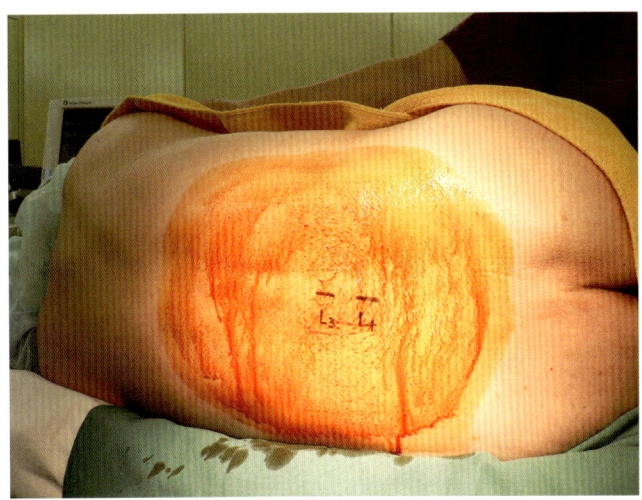

図3 穿刺時の患者体位

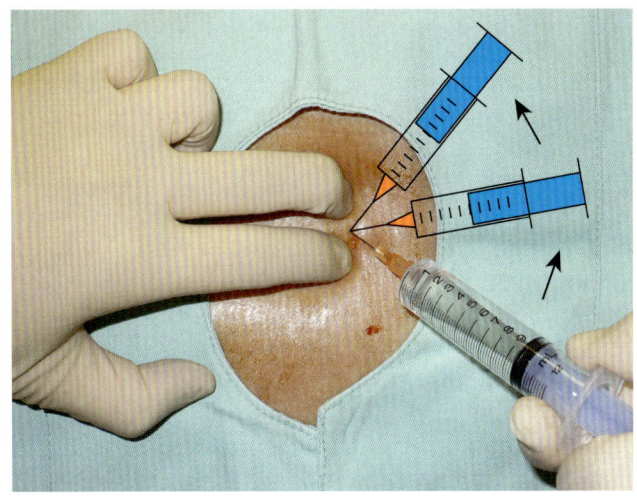

図4 穿刺部位の確認

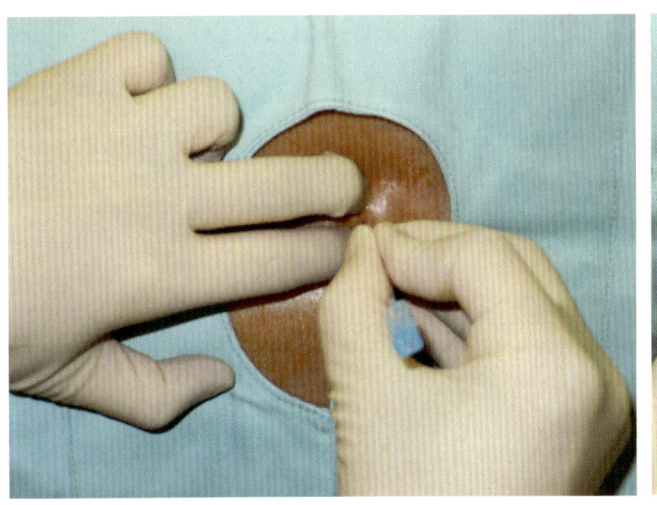

図5 刺入

図6 刺入角度

9. 髄液の逆流が得られない場合

① 患者が屈曲位を保てているかを確認する．
② 針の挿入部が脊柱正中線上の棘突起間であるかを確認する．
③ 針の刺入角度が正確であるかを確認する．
④ 針が進みすぎて椎間板に挿入されている場合があるので，針を少しずつ引きながら髄液の逆流を確認する．
⑤ 刺入部を変えずに，針の刺入方向をやや頭側に変える．

> **Point**
> 脊髄くも膜下針の刺入方向の変更：皮下の比較的浅いところまで針を引いてから針の方向を頭側に変える．針をほとんど引かずに進行方向を変えると，針は曲がり，針先が予想より尾側に残る．針を十分に引いて，針と躯幹左右軸との角度を90度に保ちながら，針の進入方向を頭側にわずかに移動させる．

⑥ 術前の単純X線，CT画像で椎骨の変形を確認して，針を刺入し直す．または椎間を変える．
⑦ 傍正中法で行う．

2-3 成人での挿入

10. 麻酔域の確保

　硬膜外麻酔同様に麻酔域の確認が必須であり，脊髄神経に対応した皮膚デルマトームを覚える必要がある．針先を折った18G針による痛覚テスト，またはアルコール綿などによる冷覚テストにより，必要とする麻酔域が得られているかを確認する．**確実に麻酔されていない肩などと感覚を比較**するのがよい．

　まず，即座に麻酔される（1分以内）臀部内側（仙骨神経領域）の冷覚テストを行う．臀部内側の冷覚消失が得られていない場合には局所麻酔薬がくも膜下腔に注入されていない可能性が高いので，再穿刺するか，他の麻酔法へ変更する．高比重液は頭低位，低比重液は頭高位にて麻酔域を拡げられるが，麻酔域は注入20～30分後に最高域に達する．最高域に近い注入10分後に十分な麻酔域が得られていない場合には，硬膜外腔カテーテルがあれば，局所麻酔薬または生理食塩水5 mL程度の硬膜外腔投与，硬膜外腔カテーテルがなければ，再穿刺または他の麻酔法の併用を検討する．

> **注意** 初回と同じ手技で再穿刺を行うと，限局した領域に高濃度の局所麻酔薬が分布し，神経毒性の危険性が増す．再穿刺は椎間を変える．可能ならば1つ頭側の椎間から行う．作用を増強させるためのエピネフリンの添加も控えた方がよい[13]．

■ 参考文献

1) Lambert, D. H. et al.: Role of needle gauge and tip configuration in the production of lumbar puncture headache. Reg. Anesth., 22（1）: 66-72, 1997
2) Richman, J. M.: Bevel direction and postdural puncture headache: a meta-analysis. Neurologist, 12（4）: 224-228, 2006
3) Hampl, K. F. et al.: Transient neurologic symptoms after spinal anesthesia: a lower incidence with prilocaine and bupivacaine than with lidocaine. Anesthesiology, 88（3）: 629-633, 1998
4) Ben-David, B. et al.: Spinal bupivacaine in ambulatory surgery: the effect of saline dilution. Anesth. Analg., 83（4）: 716-720, 1996
5) Kato, R. et al.: Delayed respiratory depression associated with 0.15 mg intrathecal morphine for cesarean section: a review of 1915 cases. J. Anesth, 22（2）: 112-116, 2008
6) Hirabayashi, Y. et al.: Anatomical configuration of the spinal column in the supine position. I. A study using magnetic resonance imaging. Br. J. Anaesth., 75（1）: 3-5, 1995
7) Hirabayashi, Y. et al.: Anatomical configuration of the spinal column in the supine position. II Comparison of pregnant and non-pregnant women. Br. J. Anaesth., 75（1）: 6-8, 1995
8) Carpenter, R. L. et al.: Lumbosacral cerebrospinal fluid volume is the primary determinant of sensory block extent and duration during spinal anesthesia. Anesthesiology, 89（1）: 24-29, 1998
9) Schiffer, E. et al.: Influence of sex on cerebrospinal fluid density in adults. Br. J. Anaesth., 83（6）: 943-944, 1999
10) Takiguchi, T. et al.: The effect of epidural saline injection on analgesic level during combined spinal and epidural anesthesia assessed clinically and myelographically. Anesth. Analg., 85（5）: 1097-1100, 1997
11) Assali, N. S. & Prystowsky, H.: Studies on autonomic blockade. I. Comparison between the effects of tetraethylammonium chloride (TEAC) and high selective spinal anesthesia on blood pressure of normal and toxemic pregnancy. J. Clin. Invest., 29（10）: 1354-1366, 1950
12) Takiguchi, T. et al.: Movement of the Cauda Equina during the lateral decubitus position with fully flexed leg. Anesthesiology, 101（5）: 1250, 2004
13) Hashimoto, K. et al.: Epinephrine increases the neurotoxic potential of intrathecally administered lidocaine in the rat. Anesthesiology, 94（5）: 876-881, 2001

第2章 脊椎麻酔

4 妊婦での挿入

奥富俊之

> 脊髄くも膜下麻酔の手技は容易であるかのような誤解も多いが，きちんと成功させるには高度な技術を要し，妊婦では麻酔の成否が母児の予後や育児にも影響を及ぼすことを理解して欲しい．本稿は穿刺の体位，針の選択，針の刺入と薬剤の注入法，トラブルシューティングについて述べる．

1. 穿刺針の種類

現在では多くの先生が脊髄くも膜下麻酔針（脊麻針）穿刺の前に，皮膚に局所浸潤麻酔（局麻）を行うことと思う．しかし初心者の場合，きちんと局麻ができていることは意外と少ない．特に穿刺部位の皮膚の局所麻酔は重要である（詳細はp49，「硬膜外麻酔の妊婦での挿入」の項を参照）．

ただし，脊髄くも膜下麻酔に関しては，硬膜外麻酔の前に行う皮膚の局麻のように皮下も含めて局麻薬をたっぷり注入し過ぎると脊麻針穿刺後，脊麻針内筒を抜いた後に液体が戻ってくることがある．この場合には，脳脊髄液ではなく，最初の局麻薬である可能性もありうるので，見ただけでは鑑別が非常に難しくなる．

> **memo** ＜脳脊髄液と局麻薬の鑑別＞
> 溶液中に糖が検出されれば前者，そうでなければ後者である．手術室にあるテステープ®で簡単に鑑別できるが，それでも実際行うとなると煩雑である．

2. 体位について

よく「妊婦は皮下脂肪が多いため坐位の方が穿刺が容易である」と言われている．肥満妊婦では確かに棘間がわかりずらく，坐位で左右の中点から穿刺した方が針が誤って側方へずれることなく硬膜穿刺が可能である．手技に要する時間も坐位の方が短い．また皮膚から硬膜穿刺までの距離も坐位の方が短くて済む．このことは長い脊麻針を用いる必要性が減ること，および仮に針先が側方へずれても，ずれ幅が少ないという長所もある．穿刺部位での脳脊髄圧は坐位の方が高く，硬膜が硬膜外腔の方に張り出しやすいので，硬膜穿刺もしやすい．

では妊婦はどちらの方が楽なのであろうか？（p49，「硬膜外麻酔の妊婦での挿入」の項でも記載したごとく）体型指数（Body Mass Index）が25未満の妊婦では側臥位が，逆に30以上の妊婦では坐位の方が楽であると答えている（図1）[1]．

胎児にとってはどうであろうか？ 妊婦で考慮しなければならないのは，子宮胎盤血流である．体位による子宮胎盤血流への影響は，研究方法によって一定の結論は出ていない．しかしながら，側臥位と比較して坐位では交感神経系の活動が高いこともあり，麻酔による迷走神経反射が起こりやすいとされている[2]．

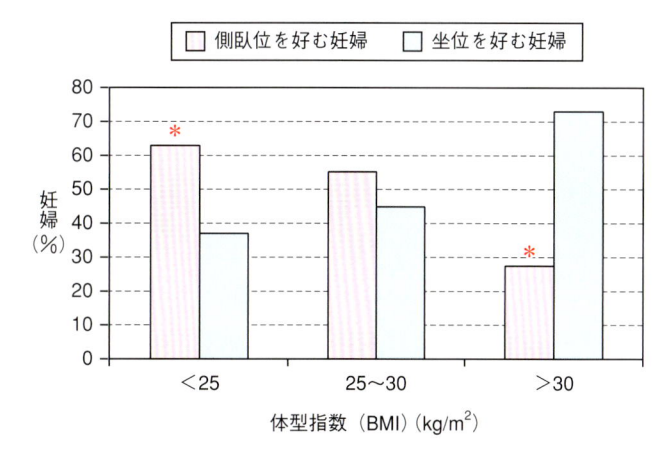

図1 妊婦は側臥位と坐位とどちらを好むか（BMIによる違い）
＊P＝0.026，（文献1より改変）

したがって脊髄くも膜下麻酔を行う際には妊婦の病態（例えば妊娠高血圧症候群や糖尿病など）や、使用する局所麻酔薬の種類と用量によっては急激に子宮胎盤循環を損ねることになりかねないので、「妊婦では坐位の方が手技がやりやすい」という麻酔科医の都合だけで体位を選択するべきではない．硬膜外麻酔でカテーテルだけを留置する場合と異なり、脊髄くも膜下麻酔では穿刺した体位で薬剤を注入することがほとんどであるので、このような点には慎重な配慮が必要である．坐位および側臥位での具体的な体位取りのポイントはp49「硬膜外麻酔の妊婦での挿入」の項を参照のこと．

> **memo**
> 脊髄くも膜下麻酔で穿刺部位が最も突出するようにしっかりとした胸膝位をとることは、穿刺しやすくするためだけではなく、馬尾を腹側へ変位させて（図2）[3]馬尾症候群の発生を少しでも減らすという意味でも重要である．特に妊婦では硬膜外腔の静脈の怒張により脊髄くも膜下腔が狭小化しており、そのなかで馬尾が密集しているため[4]、神経損傷の確率も高いので注意が必要である．

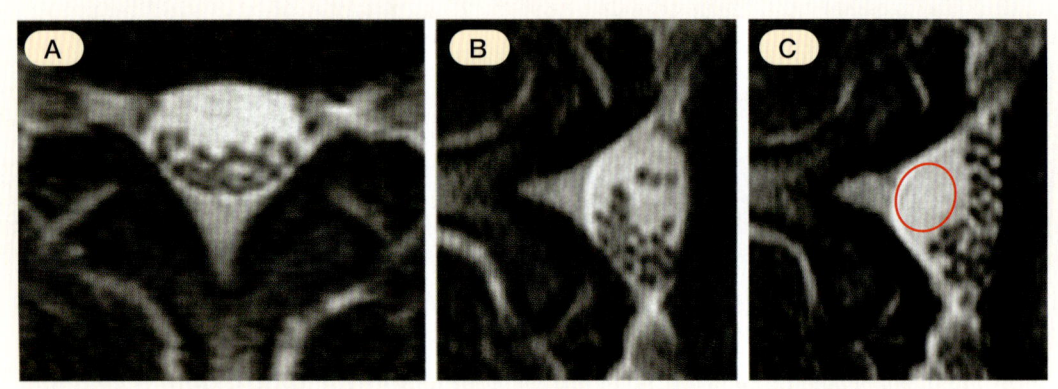

図2 体位による馬尾の位置変化（A：仰臥位，B：下肢を曲げずに側臥位，C：下肢を曲げた側臥位）
下肢を曲げることにより馬尾が腹側に変位し、脊髄くも膜下腔にフリースペース（C：○）が増加した（文献3より）

3. どのような針を用いるか？

脊麻針には先端の形状によりカッティング針（クインキ針）とペンシル型針（スプロット針またはウィタカー針）がある．前者は組織の穿刺が容易で使いやすく、脳脊髄液の逆流も比較的速いが、対象が妊婦という比較的若い女性の場合、硬膜穿刺後頭痛（脊麻後頭痛，PDPH）およびそれによって硬膜外血液パッチ（epidural blood patch：EBP）の必要な症例の発生が多いので（図3）、むしろペンシル型針を用いるべきである〔詳細は他項（p60，第2章1）にゆずる〕．

> **memo** ＜ペンシル型の脊麻針でPDPHが少ない理由＞
> ペンシル型の針でPDPHが少ないのは、カッティング針と比べて穿刺による硬膜線維の損傷が強いため、炎症を惹起しやすく、そのために起こる浮腫状の変化によって脳脊髄液の漏出がかえって最小限になることに起因するのではないかと推測されている．

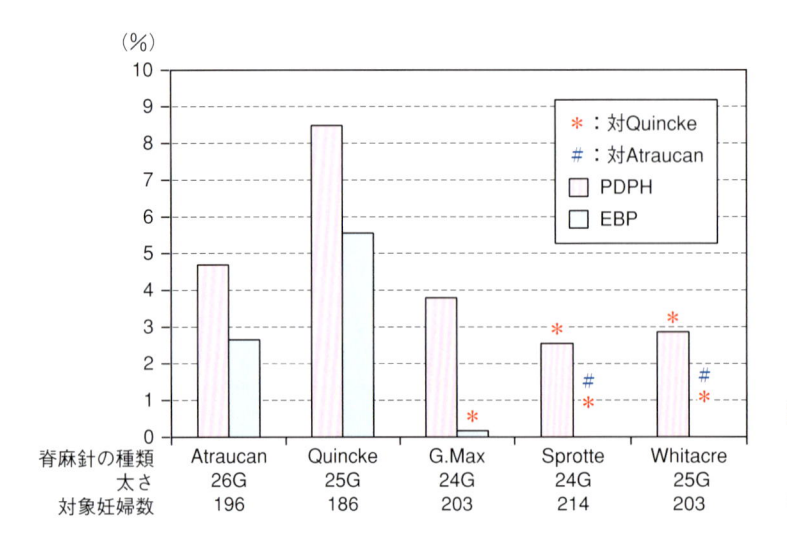

図3 帝王切開術を脊麻で行った妊婦の脊麻後頭痛（PDPH）と血液パッチ（EBP）の発生率
（文献5より改変）

4. 針の刺入方法

1）イントロデューサーの挿入

現在推奨されている脊麻針は25Gより細いため，多くがイントロデューサー（ガイド針）をまず挿入することになる（図4）．右利きの場合，左手で棘間を触れながら右手で刺入する人，左利きではその逆，または一度左手（または右手）で棘間を触れた後，両手で刺入する人がいる．

> **注意**
> 仮に片手で棘間を触れて，もう一方の手で針を挿入する場合，棘間を押さえた手が皮膚を極端にずらすことがないように注意すべきである．このときに皮膚をずらしてしまうと，棘間を押さえた手を皮膚からはずしたとたん，刺入した針先は知らず知らずにずれてしまう．いずれにしろ，イントロデューサーは最後まできちんと自分の思う方向に向いた状態で把持しておくのが望ましい．

イントロデューサーを刺入するときには，ベベル（先端の切り口）が矢状面と水平になるように挿入する．靱帯組織の損傷を少しでも軽減させるためである．体型の小さい人の場合には，妊婦といえどもイントロデューサーだけで硬膜穿刺をしてしまうので注意を要する．

2）脊麻針の挿入

イントロデューサーの刺入後，利き手でイントロデューサーの中に脊麻針を通す．このときに，脊麻針の針体はなるべく把持しない方が望ましい（図4）．脊麻針を進める際，脊麻針の先端がイントロデューサーの中を通過させるときは素早くしてもよいが，先端がイントロデューサーから出てからは，針がたわまないように，針が組織を通過する抵抗や感触を感じながら一定の速度で進めていく．硬膜穿刺感は細いカッティング針を用いた場合にはないこともある．

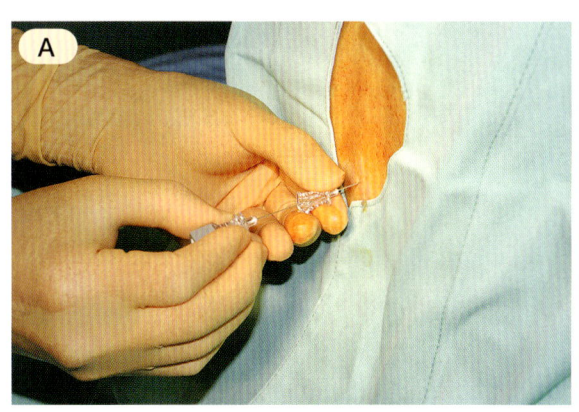

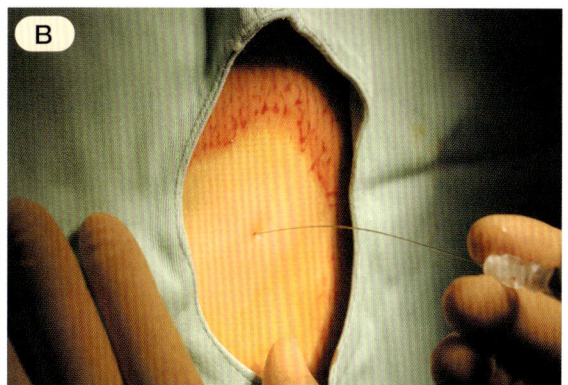

イントロデューサーがないと針がたわみやすい

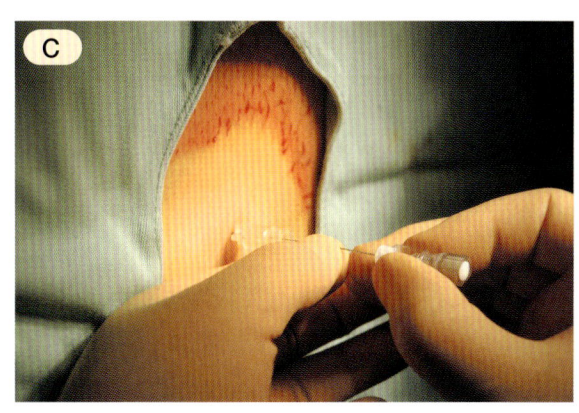

針体はなるべく触らない！

図4 イントロデューサーを用いた挿入
A) 左手を妊婦背部に固定してイントロデューサー（ガイド針）がふらつかないように把持し，右手で脊麻針のハブを持ってガイド針の軸に沿って挿入する．このとき，左手と右手の一部を密着させることで脊麻針をたわませず，通過組織を右手で感じながら進めることができる
B，Cは悪い例：Bのようにイントロデューサーを用いないと針がたわみやすいので，Cのように針体を把持する人がいるが，これは望ましくない．そのためにもイントロデューサー（ガイド針）の使用が勧められる

> **Point**
> 硬膜穿刺感の少ない細いカッティング針を用いる場合には最初から硬膜穿刺感を頼りにせず針を一定の速度で進めながら各靭帯通過時の抵抗を感じ，強い黄靭帯の抵抗感が消失したところから数mm進めて脊麻針の内筒を抜いて脳脊髄液の逆流の有無を確認する．逆流がなければ内筒を戻し，再び数mm針を進めて再度内筒を抜いて脳脊髄液の逆流の有無を確認．これをくり返し，脳脊髄液の逆流のあったところで薬を注入する．

> **注意**
> ペンシル型の針の場合には針先端から薬液流出口までが1.5～2.0mm程度あるので，硬膜穿刺感覚部位より1mmくらいは進める気持ちで針先を停止させる．

5．薬液注入

　脊麻針本体が抜けてこないように内筒だけを慎重に抜いて脳脊髄液の逆流を確認する．このときに慌てて薬液の入ったシリンジを接続しないように注意する．細い針の場合はハブの部分に逆流した脳脊髄液が満たされるまでに数秒を要するのでひたすら待つ．それ以前に薬液の入ったシリンジを接続して薬剤注入するとハブの部分の空気をも注入してしまうからである．待つ余裕がないような緊急時には，薬剤の入ったシリンジから一滴薬剤をハブの部分に垂らして，ハブの死腔部分を薬剤で埋める．または薬液の入ったシリンジに清潔な細い注射針をつけて，その針先を脊麻針のハブの中にいれて死腔を薬液で満たす．

　いずれにしてもハブ全体が脳脊髄液で満たされた後は，脊麻針を左手でしっかり固定する．この脊麻針の固定が脊麻の成功率を大きく左右させる．よく見られる失敗例は，左手の手背が宙に浮いている例である．図5のごとく左手の手背は必ず患者の背中に固定してから，手背と指で作る角度を決めて固定したうえで，母指と示指で脊麻針を把持し，薬液の入ったシリンジを接続して薬剤を注入する．

> **Point**
> 脊麻針の深さをいかに変えずに脊麻針に薬液の入ったシリンジを接続するかが，脊麻の成否を決める最大のポイントである．

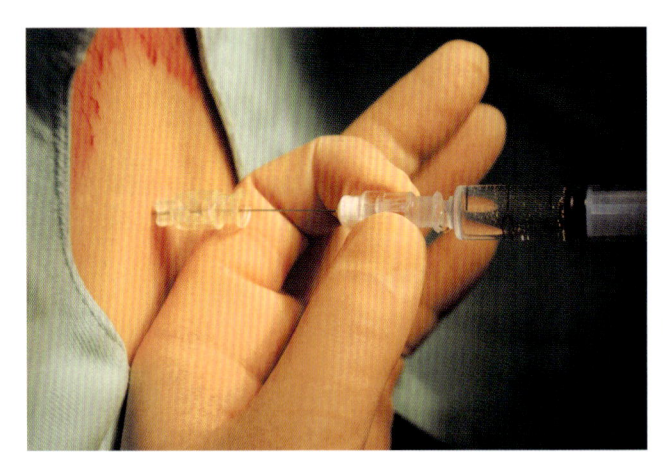

図5　シリンジの接続
右手に持った薬液の入ったシリンジを脊麻針と接続し薬液注入する際には，左手手背は必ず患者の背中に接触させ，手背と指で作る角度を決めて固定したうえで，母指と示指で脊麻針をしっかり把持する

6．脊麻針を進めるうえでのトラブルシューティング

1）脊麻針が骨に当たって進まないとき

　無理に進めると針先を傷めて組織損傷を起こしやすくなる．特にカッティング針やペンシル型針でも細い針ほど先端は硬い組織で潰れやすいので，丁寧に扱う必要がある．脊麻針が骨に当たったときには脊麻針を一度抜いて，イントロデューサーの方向を変えるように刺入し直したうえで，再度イントロデューサーの中に脊麻針を通す．

2）針先が脊髄くも膜下腔に届かないとき

まず届かないと思い込む前に，針がきちんと脊柱管の中心に向かっているかどうか，穿刺部位と穿刺角度をチェックする．体位が悪い場合には，穿刺部は棘突起の中間部位であっても，針先が側方へ逸れて侵入することになる．もし，イントロデューサーが目一杯刺入されていない場合は，それをさらに押し込みながら脊麻針を進めてみる．それでも届かない場合には長い脊麻針に変えることも考慮する．

3）患者が放散痛を訴えた場合

針先を1mm引き戻し，放散痛が消失し，なおかつ脳脊髄液の逆流が十分であることが確認できたときは，薬液を注入することは可能である．しかし放散痛が少しでも残存する場合には手技をやり直す．

> **注意** 出産する妊婦の場合には，麻酔合併症だけでなく，児頭による骨盤内神経圧迫によっても娩出後に神経障害を起こすことはある．しかしいずれの場合でも，ひとたび神経障害が起こると麻酔が原因とされやすく，また術後の育児に対して障害となるので問題視されやすい．

4）脳脊髄液の逆流はあるが吸引できない場合

多くの場合は針先が脊柱管の中心を逸れていることが原因であるが，注射器と針を一緒に徐々に回転させることで，針先の開口部を脊髄くも膜下腔にかろうじて位置させることはできる．硬膜外麻酔の場合はこの後硬膜外カテーテルを留置させるので，針先の位置はきわめて重要であるが，脊髄くも膜下麻酔の場合はそこまでの厳密性は要求されないことも多い．したがって全ての方向で脳脊髄液が吸引できなくても，逆流が一番多い場所で薬液を注入して麻酔を効かせることは可能である．ただし針先が左右のどちらかに偏っていれば，脊髄くも膜下腔での薬剤と脳脊髄液との混和に不均衡が生じ，当然左右不均等な麻酔分布となる可能性もある．

> **注意** 脊髄くも膜下麻酔を行う場所では救急蘇生ができる態勢（最低限の医療スタッフと救急カートや挿管困難用カートの準備）が常時整っていなければならない．

■ 参考文献

1) Vincent, R. D. & Chestnut, D. H.：Which position is more comfortable for the parturient during identification of the epidural space？ Int. J. Obstet. Anesth., 1：9-11, 1991

2) Jones, A. Y. & Dean, E.：Body position change and its effect on hemodynamic and metabolic status. Heart Lung., 33：281-290, 2004

3) Takiguchi, T. et al.：Movement of the Cauda Equina during the lateral decubitus position with fully flexed leg. Anesthesiology, 101：1250, 2004

4) Takiguchi, T. et al.：Compression of the subarachnoid space by the engorged epidural venous plexus in pregnant women. Anesthesiology, 105：848-851, 2006

5) Vallejo, M. C. et al.：Postdural Puncture Headache：A Randomized Comparison of Five Spinal Needles in OB Patients. Anesth. Analg., 91：916-920, 2000

第2章 脊椎麻酔

5　合併症とトラブルシューティング

岡本浩嗣

> 脊椎麻酔そして前章で述べた硬膜外麻酔どちらの手技にも合併症やそこまでいかなくともトラブルはつきものである．以下，比較的よく経験する事例に対する対処法を述べる．この通りに対処すれば必ずすべてが解決するとは限らないが，参考にしていただきたい．

● 穿刺に関する合併症とトラブルシューティング

1）脊髄くも膜下腔に到達できない（脊椎麻酔ができない）

原因としていくつか考えられる．

一番最初にあげられるのは穿刺角度および穿刺部位がずれていることである．脊髄くも膜下腔は硬膜外腔よりさらに幅が狭いため，穿刺が正中からずれると穿刺することが困難となる．加えて最近使用される脊椎麻酔の針先はその多くがペンシルポイントとなっていて，側口が開口している場合があるので，針先は脊髄くも膜下腔に到達していても開口部は硬膜や硬膜外腔に留まっていることがある．その意味においても最も前後径の大きい正中部位を穿刺する必要がある．うまく到達できないときには屈曲体位を再度整え再穿刺する．

二番目にはいわゆるdry tapの存在である．ほとんどの場合，脊髄くも膜下腔に到達すると自然に脳脊髄液が流出してくるが，超高齢者や何らかの理由で脳脊髄圧が低下している患者の場合，少しだけ陰圧をかけると脳脊髄液が吸引できることがある．疑わしいときには局所麻酔薬を注入してみて，穿刺の体位を保持したまま麻酔域の広がりを待つとよい．脊椎の変形などによる穿刺あるいは到達困難な場合は硬膜外麻酔の項（p56）を参考にして欲しい．

2）脊髄くも膜下腔に到達し十分な局所麻酔薬を入れたが拡がりが不十分である

おそらく，穿刺針の開口部の一部のみが脊髄くも膜下腔に到達していたため，局所麻酔薬の一部しかくも膜下腔に注入されなかったものと推測される．この事態を避けるために，穿刺針を回転させて全ての角度での脳脊髄液の流出を確認する，開口部の幅だけ少し進めるなどを推奨する報告[1〜3]もあるが，どれも完璧な対処法ではないようである．筆者は個人的には後者の方法，すなわち0.5mmほど先に進めてから局所麻酔薬を注入している．稀にルートブロックと言って脊髄神経根の方のみに局所麻酔薬が流れてしまい片方の1分節のみが麻酔されることがある．このときは正中を目指して穿刺し直す必要がある．基本的なことであるが，高比重の局所麻酔薬を注入した後，体位を戻すのに手間取り過ぎると片側ブロックになってしまうので注意が必要である．

> **Point**
> 硬膜外麻酔も併用して施行しているときには，脊椎麻酔の広がりが不十分な場合，硬膜外腔から局所麻酔薬（生理食塩水でもよい）を5〜7mL注入すると麻酔域が一気に上昇するtop up効果が期待できる．通常は麻酔域の上昇は4〜5椎間レベルであるが，ときには上部胸椎まで上昇することがあるので注意が必要である．

3）脊髄くも膜下腔に到達したときあるいは局所麻酔薬の注入を開始したときに，しびれや痛み，違和感を訴えた

原則として穿刺をやり直す必要がある．おそらく馬尾神経やその他の脊髄神経の刺激症状が出現していると考えてよいと思う．このまま手技を進めると局所麻酔薬の神経毒性が強く現れてくる可能性がある．

4）脊椎麻酔後に特に会陰部を中心として違和感もしくはしびれが残存している

この場合大きく分けて，TNS（transient neurologic symptoms：一過性神経過敏症候群）か馬尾症候群かのいずれかの合併症が生じたと考えられる．それぞれに分けて説明する．

TNS（一過性神経過敏症候群）は麻酔の効果が消えた頃に会陰部や臀部を中心（L5-S1）に背部にかけて放散するように発症する，軽い痛み，違和感である．NSAIDsを使用して経過観察すると2，3日で症状が消えることがほとんどである．高比重の麻酔薬を使用した場合に発生率が上昇すると言われている．

これに対し馬尾症候群は明らかに運動障害や膀胱直腸括約筋の障害を合併する．電気生理学的にも機能異常が検出される．治療法は高圧酸素療法やビタミンEなどの神経庇護療法，温熱療法，電気刺激療法などいろいろ試されてはいるが確立したものがなく，経過も1カ月から数年で治癒する場合と永続する場合もある．

5）脊椎麻酔後に立位になると増強する後頭部を中心とした頭痛が生じた

おそらく合併症の1つである脊椎麻酔後頭痛であると考えられる．対処としてまず臥床安静にすることとしばらく脱水を避けること，ときにカフェインやNSAIDsが有効とする報告[1〜3]もある．しかし最近の動向は2〜3日経過観察をし，頭痛が消失しなければ15〜30 mLの自家血を採取し硬膜外腔に注入するいわゆるblood patchが有効であるとされている．

硬膜外麻酔の際に誤って硬膜穿刺を起こしたときに起きる硬膜穿刺後頭痛の対処も同様である．

■ 参考文献

1) 小坂義弘：「新訂 硬膜外麻酔の臨床」，真興交易医書出版部，2009
2) 高崎真弓：「硬膜外鎮痛と麻酔」，文光堂，2009
3) 「ミラー麻酔科学書 第6版（日本語訳版）」（武田純三 監修），メディカルサイエンスインターナショナル，2007

第3章
スキルアップ

1　ペインクリニックでの使用法 ………… 86
2　CSEAによる無痛分娩 ………………… 91
3　持続硬膜外（PCA法）の実際 ………… 98
4　エコーガイド下硬膜外ブロック …… 106
5　使用薬剤一覧 ………………………… 112

第3章 スキルアップ

1 ペインクリニックでの使用法

田澤利治, 金井昭文

ペインクリニックにおいて, 硬膜外ブロックは頭部以外のすべての疼痛疾患が対象となりうる. 本項では仙骨硬膜外ブロック・硬膜外ブロック（1回注入法）の穿刺方法とともに, その応用について解説する.

1. 仙骨硬膜外ブロック

仙骨硬膜外ブロック（仙骨ブロック）は, 仙骨裂孔より穿刺する硬膜外ブロックである. 通常1回注入法が用いられるが, 硬膜外カテーテルを留置する持続法が行われる場合もある. ここではよく用いられる1回注入法について概説する.

1）仙骨裂孔の確認（図1）
両側の後上腸骨棘と仙骨裂孔はほぼ正三角形を形成する. やせた患者では仙骨裂孔の触知は容易だが, 太っている患者では確認しづらい場合があり, このときはこの正三角形を参考とする.

2）準　備（図2）
針は24G針ないし22G Touhy針を用いる. 24G針にディスポ注射器を接続して穿刺すると, 操作が容易である.

3）穿刺法
① 患者を腹臥位として下腹部に枕を入れ, 尾部を突き出した体位をとらせる（図3）.
② 皮膚を消毒後, 仙骨裂孔に向かって針を進める.

> **Point**
> 仙骨裂孔を確認しづらい場合は, 仙骨裂孔の左右の仙骨角を小さな突起として触診することで仙骨裂孔を再確認する.

③ 針が仙尾靱帯に入るとわずかな抵抗を感じ, その後急に抵抗は消失し針が進みやすくなる（図4）.
④ 吸引テストを行い, 血液の逆流がないのを確認し, 薬液を注入する. 薬液は0.125％ブピバカイン（マーカイン®）10〜20mLないし0.25％ブピバカイン5〜10mL＋0.125％ブピバカイン5〜10mLに適宜ベタメタゾン（リンデロン®）4mgなどのステロイド薬を添加する場合が多い.

> **memo**
> 通常は1回穿刺で容易に針を仙骨硬膜外腔に到達させることができるため局所浸潤麻酔は行わないが, 穿刺に難渋する場合には局所浸潤麻酔を加える.

> **注意** 0.25％以上を用いると運動神経麻痺が起こる場合があり, 外来では用いにくい.

2. 硬膜外ブロック

持続硬膜外ブロックの穿刺法については, 第1章（p12）に譲る. ここではペインクリニック外来にてよく用いられる, 1回注入法について概説する.

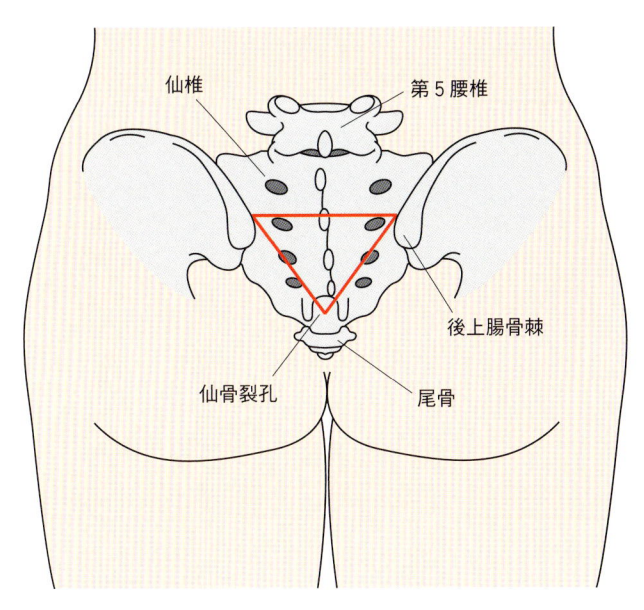

図1 仙骨裂孔の確認

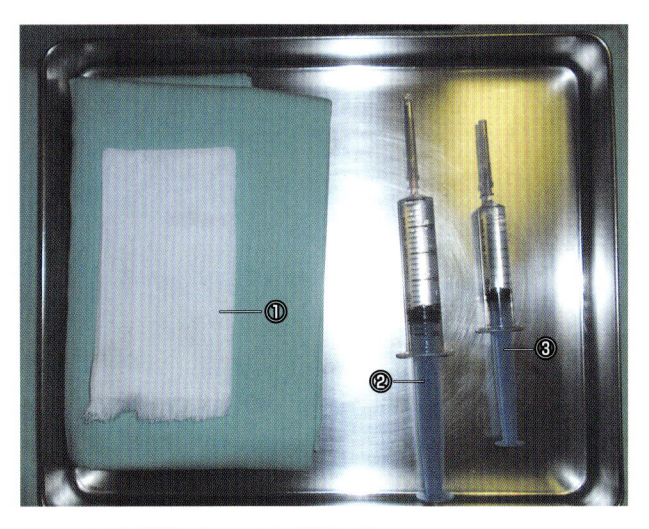

図2 仙骨硬膜外ブロックに必要な器具
① ガーゼおよびおい布
② 生理食塩水を吸った20mLのディスポシリンジ．生理食塩水を仙骨硬膜外腔に注入することにより，硬膜外腔を洗浄し，疼痛の軽減を図る場合がある
③ 0.125％ブピバカインにベタメタゾンを添加した薬液を吸った10mLディスポシリンジ，24G針をつけてある

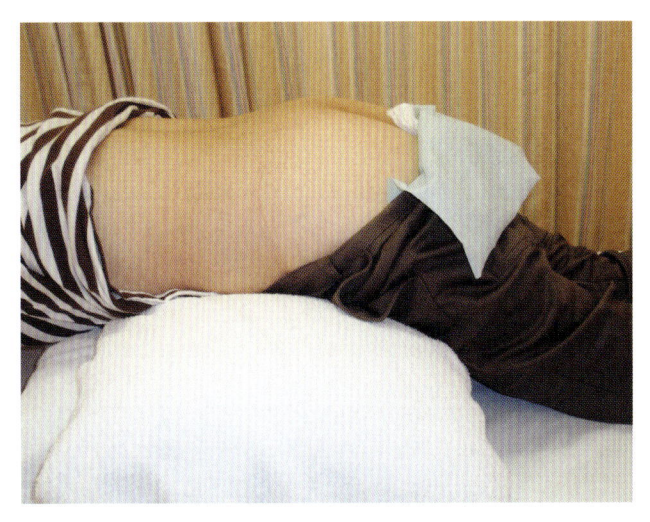

図3 患者の体位

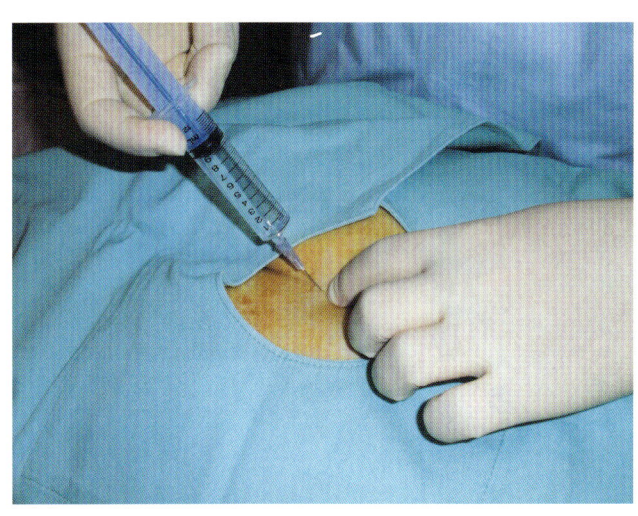

図4 仙骨硬膜外ブロックの様子

1）穿刺位置の確認

疼痛部位と脊髄デルマトーム（p21，第1章2参照）を対応させ，穿刺部位を決定する．

2）準　備（図5，図6）

針は22G Touhy針を用いる．ペインクリニックでは，定期的に穿刺をくり返すことが多く，持続法で用いる17Gないし18GのTouhy針は侵襲が大きいため，1回注入法では原則的に用いない．他は手術室での準備と同様である．

3）穿刺法（図7）

消毒法や硬膜外腔へのアプローチは，手術室での場合と同様である．仙骨硬膜外ブロックと異なり穿刺が深部に及ぶため，皮下は1％リドカイン（キシロカイン®）ないし1％メピバカイン（カルボカイン®）にて十分局所麻酔をした後，Touhy針を穿刺する．Touhy針が細いため，進行方向に力をかけないと針が折れ曲がりやすく，また抵抗消失がわかりにくい場合があるので注意が必要である．

硬膜外腔に針が到達したら薬液を注入し，針は抜去する．

> **memo**
> 使用する薬液は仙骨硬膜外ブロックの場合と同様であるが，少量（2〜10mL）で効果が出る場合が多い．

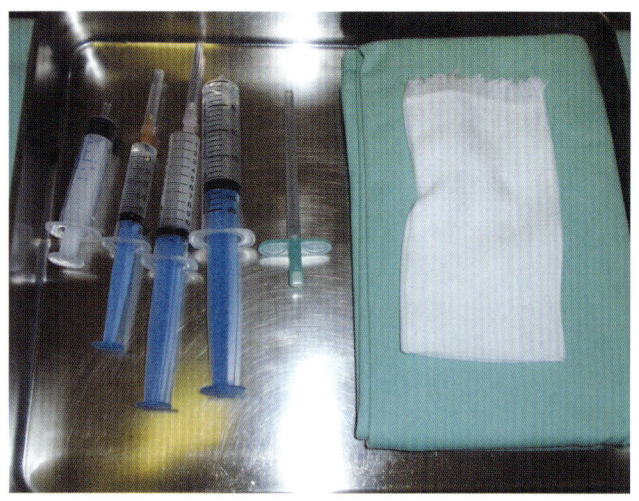

図5 硬膜外ブロックで用いる器具

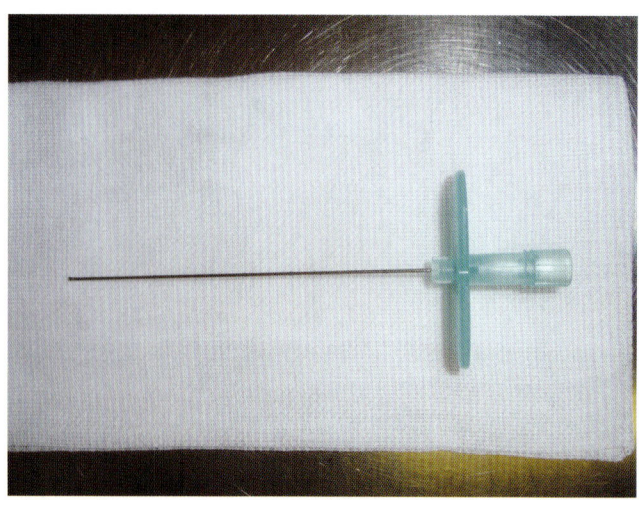

図6 22G Touhy針

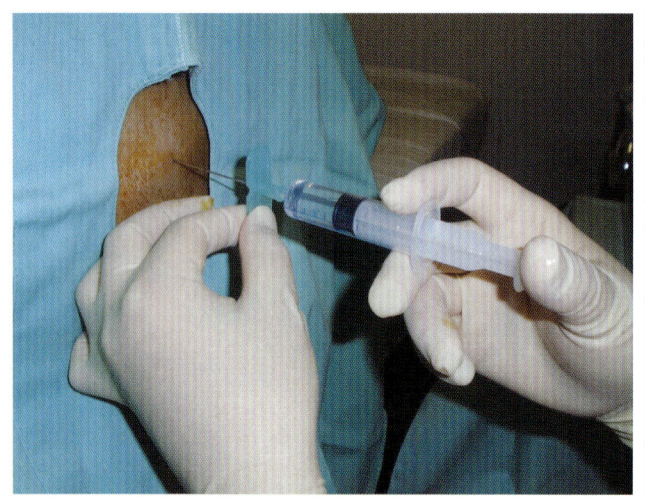

図7 硬膜外ブロックの様子

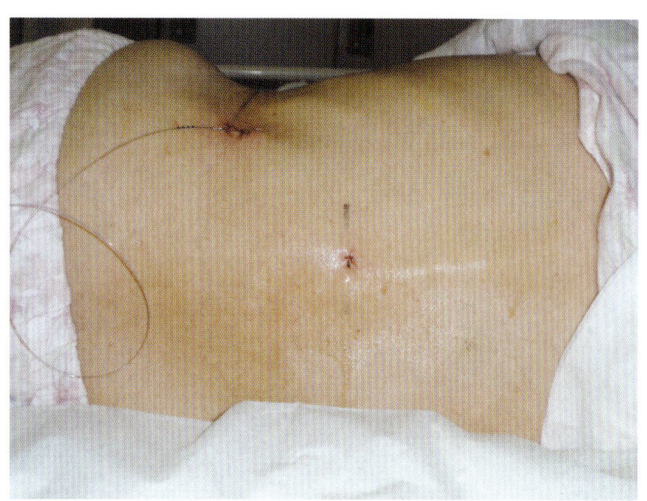

図8 70歳代女性，癌性疼痛
皮下トンネル針を用いて，約10 cmの皮下トンネルを作製し，持続硬膜外ブロックを試みた．2日に1度，穿刺部およびカテーテルが皮膚より出る部分の消毒を行い約1カ月使用したが，感染兆候はなかった．本症例では，体内のカテーテルを長くしている（約15cm程度）が，これは硬膜外膿瘍の発生を減少させるための工夫である

3. 応 用

1）持続硬膜外ブロック

　ペインクリニックにおいても，入院のうえ，持続硬膜外ブロックを施行する場合がある．

　帯状疱疹では，持続法による疼痛管理により，疼痛軽減までの期間が短縮し，帯状疱疹後神経痛への移行を予防できると報告されている[3,4]．また骨転移の体動時痛など，薬物療法では鎮痛が困難な癌性疼痛に対し，持続硬膜外ブロックが応用されることがある．硬膜外より注入するとオピオイドの全身投与量を減量でき，オピオイドの副作用の軽減も望める．癌性疼痛治療ではカテーテル留置が長期間に及ぶため，感染対策が必須であり，皮下トンネル作製（図8）や，皮下植え込み型注入ポートの使用（図9）が試みられる．

　癌性疼痛治療では持続くも膜下ブロックも行われる．

2）硬膜外自己血パッチ

　硬膜から髄液の漏出が認められる場合，患者の自己血を漏出部へ注入し，血液の凝固を利用して穴をふさぐ方法がある．この方法を硬膜外自己血パッチとよび，硬膜外麻酔時の偶発的硬膜穿孔や脊椎麻酔後の

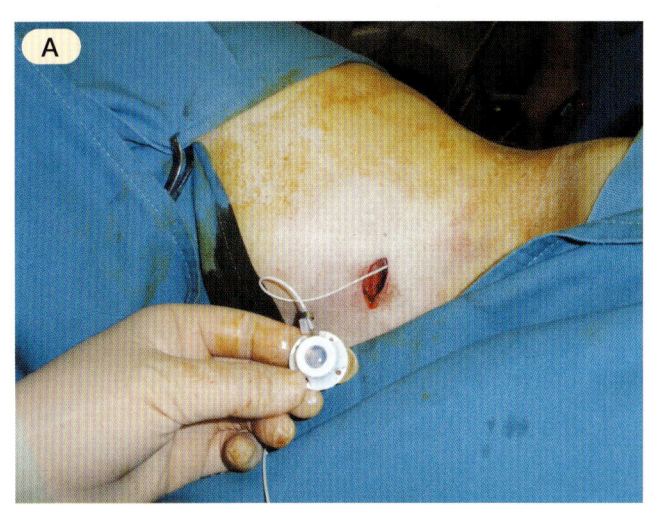

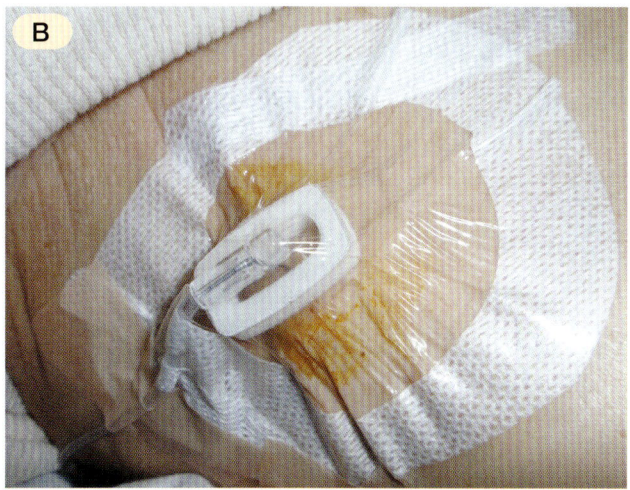

図9 皮下植え込み型注入ポート
A) 中腋窩線上で肋骨と皮膚の間に留置する
B) 持続くも膜下ブロックの皮下注入ポートに薬液注入用針が穿刺してある

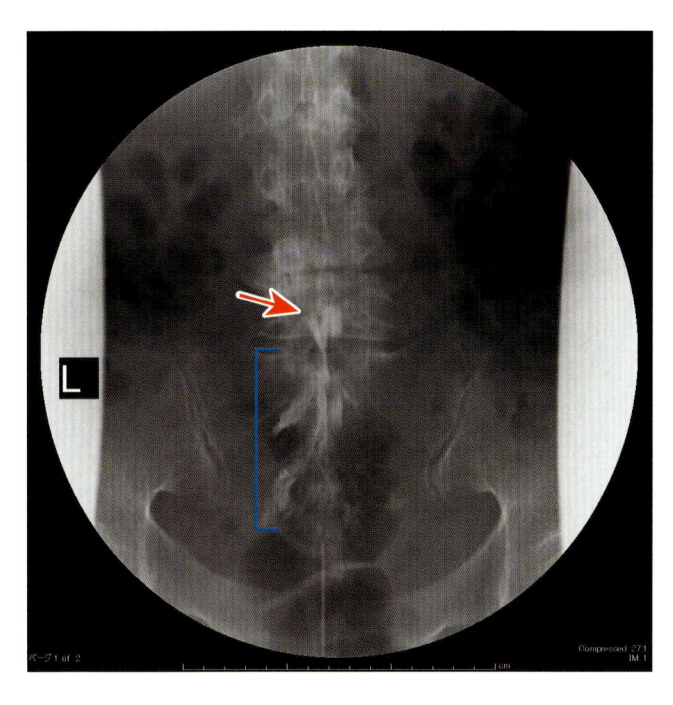

図10 80歳代女性,腰部脊柱管狭窄症
硬膜の癒着があり,L5椎体の高さで造影剤のストップ像（→）を認める.樹枝状に神経根（⊏⊐）が造影されている.硬膜外腔内視鏡の適応も考慮する

遷延する頭痛の場合などに行う．硬膜を穿孔しても必ず頭痛が起こるわけではなく，安静でも症状が改善しない場合にのみ行うべきである．

手技は硬膜外1回注入法と同じであるが，血液を注入するため17Gないし18G Touhy針にて穿刺する．血液採取と硬膜外穿刺は別の医師が行い，硬膜外穿刺後，すぐに血液を採取し硬膜外腔にゆっくり注入する．注入量は通常10mL程度である．施行後1～2時間ベッド上安静とする．翌朝になっても頭痛が残る場合には再度行う．

3）仙骨硬膜外造影，硬膜外腔内視鏡（エピドラスコピー）

仙骨裂孔より硬膜外腔に造影剤を注入すると，腰仙骨部硬膜外腔全体の形態学的観察ができ，硬膜に癒着があると，造影欠損として確認できる（図10）．

硬膜外腔内視鏡を用いると硬膜外腔の性状が直接観察でき，硬膜癒着を剥離し，硬膜外腔を洗浄することで疼痛を改善させることができる．

4）脊髄刺激療法

硬膜外ブロックの手技を応用した難治性疼痛に対する侵襲的治療法として，脊髄刺激療法が知られている．神経障害性疼痛や虚血性疼痛に対して，高い鎮痛効果を発揮する（図11）．

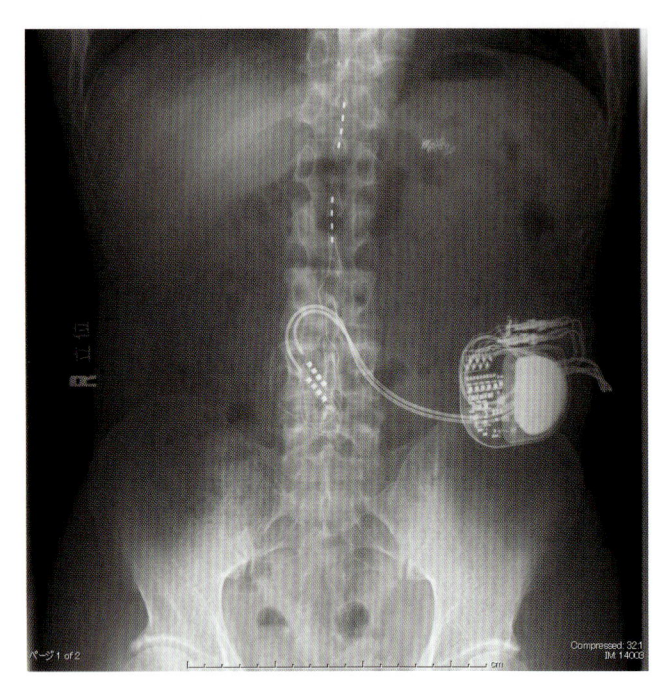

図11 脊髄刺激療法
40歳代男性，両下肢CRPS typeⅠに対し，脊髄刺激療法を施行した．電気刺激発生装置と2本の電極が埋め込まれている．体外式のリモコンで刺激の調節を行い，疼痛の程度にあわせた設定が可能である

■ 参考文献

1 ）若杉文吉：ペインクリニック．「神経ブロック法（第2版）」，医学書院，2000

2 ）高崎眞弓：「ペインクリニックに必要な局所解剖」，文光堂，2003

3 ）Manabe, H. et al.：Continuous epidural infusion of local anesthetics and shorter duration of acute zoster-associated pain. Clin. J. Pain, 11：220-228, 1995

4 ）Pasqualucci, A. et al.：Prevention of post-herpetic neuralgia：acyclovir and predonisolone versus epidural local anesthetic and methylpredonisolone. Acuta. Anesthesiol. Scand., 44：910-918, 2000

第3章 スキルアップ

2 CSEAによる無痛分娩

角倉弘行，大橋弥生

CSEAは無痛分娩に適した方法として普及しつつある．しかし，陣痛で苦しむ妊婦に対して，迅速かつ確実にCSEAを成功させるためには上級者の技が要求される．CSEAのコツとポイントを解説する．

1. CSEAによる無痛分娩

日本では24時間体制で無痛分娩に対応している施設は少なく，無痛分娩の希望者に対しては誘発分娩を計画し，誘発開始前から硬膜外カテーテルを挿入しておく施設が多いようである．しかし，24時間体制で無痛分娩に対応している施設では，陣発後の切迫した状況で麻酔を開始しなければならないことも少なくない．ここでは，このような困難な状況でCSEA（combined spinal epidural analgesia）による無痛分娩を確実に成功させるための基本とコツについて解説する．

1) 無痛分娩のための硬膜外麻酔を困難にするさまざまな要因

多くの麻酔科医にとって，手術室での麻酔はホームゲームであるが分娩室での無痛分娩を目的とした麻酔はアウェイゲームである．

また手術室の麻酔では，たとえ硬膜外カテーテルが挿入できなくても全身麻酔へ変更することが可能であるが，無痛分娩では100％の成功率が求められる．さらに帝王切開などの麻酔では麻酔を行うこと自体に必然性があり，それに伴う合併症もある程度は許容されるが，無痛分娩は妊婦の満足が目的であるために満足度を下げるような合併症（PDPHなど）に対する許容度が低い．

加えて，妊娠中は体重増加や浮腫のために棘突起を触知しにくく，特に陣痛中の妊婦では痛みのためによい姿勢が取れなかったり，協力が得られなかったりすることがある．

> **memo**
> 陣発後の無痛分娩のリクエストに迅速に対応するためには，CSEAのためのキットを準備しておくとよい．必要な消毒用具や，注射針やシリンジ，CSEA針，透明のドレープなどが入ったカスタムキットが市販されている（図1）．

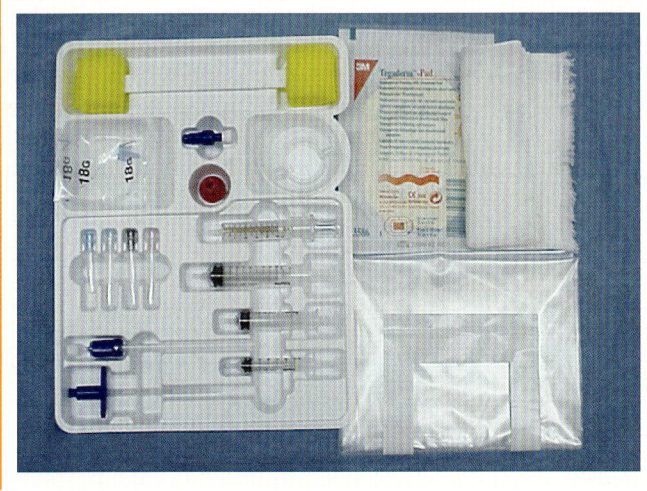

図1 無痛分娩用CSEAセット

2) CSEAによる無痛分娩の利点と欠点

CSEAでは，脊髄くも膜下麻酔の効果により迅速で確実な鎮痛を得た後に，PCEA（patient-controlled epidural analgesia：自己調節硬膜外鎮痛法）により児の娩出まで安定した鎮痛を提供することが可能である[1]．またCSEAでは，子宮の収縮が改善することにより分娩時間が短縮される可能性も報告されてい

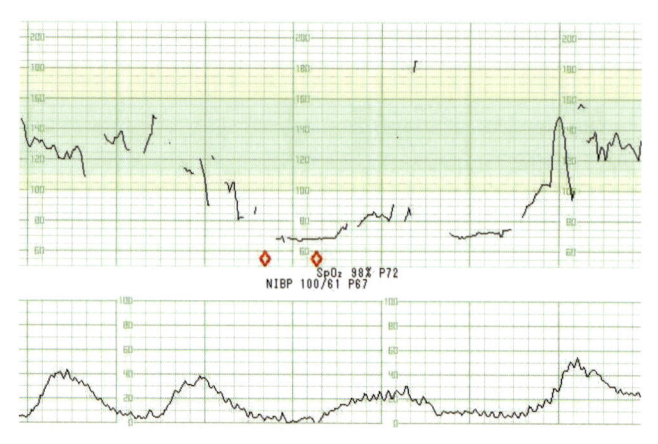

る[2]．さらに硬膜外麻酔単独の場合よりも硬膜外カテーテルの信頼性が上昇し，PDPHの発生率も少ないことが示唆されている[3]．ただし麻酔導入後の胎児の遷延性徐脈などの副作用もあるので適応を慎重に選択する必要がある（図2）．

図2　CSEA後の遷延性徐脈

3）CSEAによる無痛分娩のレジメ

本稿の主たる目的はCSEAのテクニックを解説することにあるので，無痛分娩のレジメについては簡単な紹介にとどめる（表1）．実際に行う際には成書を参照されたい[4]．

表1　CSEAによる無痛分娩のレジメ

脊髄くも膜下麻酔のレジメ
・0.5％高比重ブピバカイン0.5 mL（2.5 mg）
・フェンタニル0.2 mL（10 μg）
・生理的食塩水1.3 mL
PCEAのレジメ
・0.1％ロピバカイン192 mLとフェンタニル8 mL（2 μg/mL）の合剤
・持続投与なし
・ボーラスドーズ4 mL
・ロックアウトタイム15分

Point

他人の痛みに共感する力は医師にとって重要な資質である．しかし，陣痛周期の短くなった妊婦では，一緒に痛がっているといつまでたっても麻酔が開始できない．陣痛計を横目で見ながら，陣痛と陣痛の間欠期に最も重要な操作が完遂できるように手際よく処置を進めるべきである．

2．側臥位での穿刺

① 低血圧予防のために麻酔後に左側臥位とするので（子宮の左方転移），脊髄くも膜下麻酔に高比重ブピバカインを用いる場合は右側臥位で麻酔を開始する．母体の血圧計，胎児心拍数モニターなどが邪魔にならないように装着し，モニター画面を麻酔科医および助産師が確認できる位置に配置する（図3）．
② 側臥位では脊椎の傾きやねじれなどの要素が複雑に絡み合っているので，**刺入部位の頭側および尾側の棘突起とその間の棘間靱帯が同一の平面上に存在するわけではない**（図4）．
③ そこで尾側の棘突起をしっかりと2本の指で挟みこんで，まずは尾側の棘突起の傾きを正確に把握したうえで脊椎の傾きやねじれを考慮して，事前に硬膜外針の刺入方向をイメージすることが成功率を上げることに役立つ（図5）．

図3　全体のレイアウト

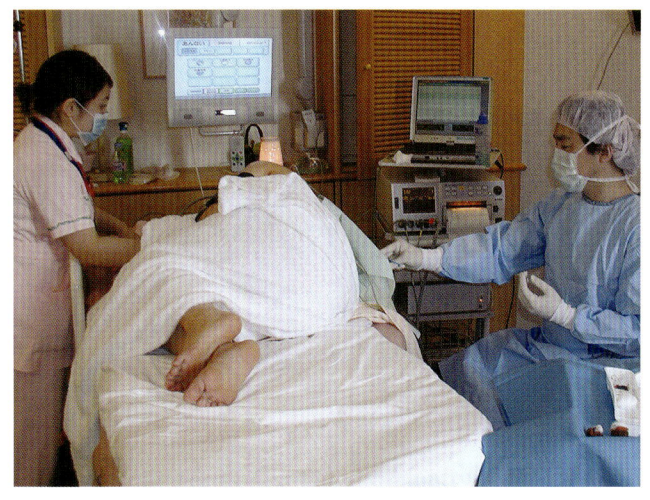

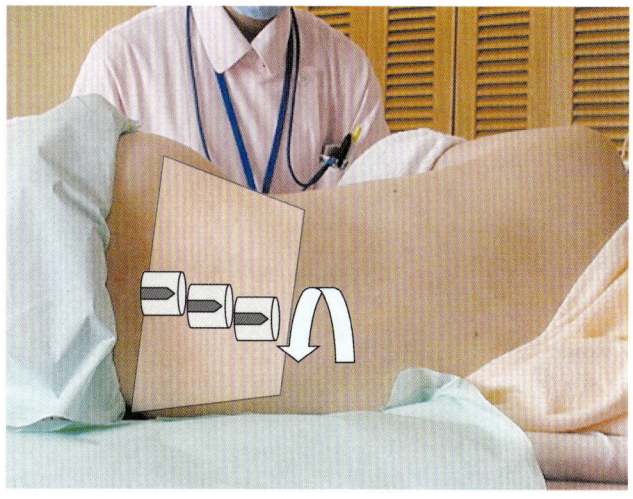

図4　側臥位の際は腰椎の傾きとねじれを考慮する

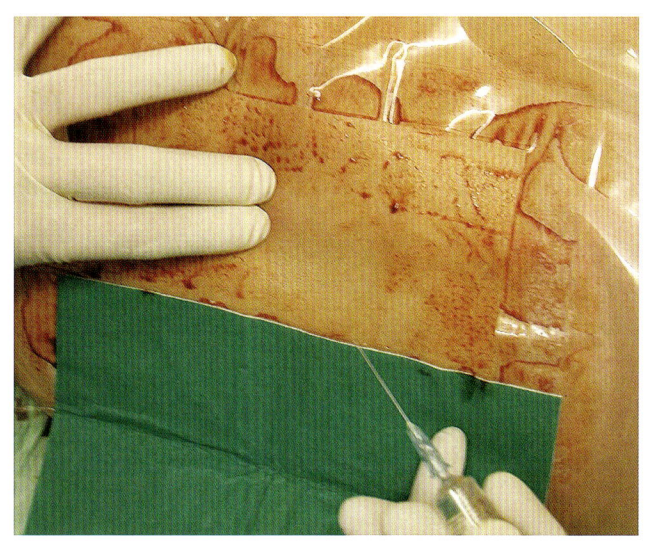

図5　棘突起を2本の指でしっかりとはさむ

図6　局所浸潤麻酔をしながら棘間靭帯を確認する

④ さらに局所浸潤麻酔の際に，針の位置を変えながら注入時の抵抗の変化から棘間靭帯の位置を確認するとよい（図6）．

> **注意**
> 局所麻酔をしてから体位を取り直したりすると折角得られた情報がなくなってしまう．局所麻酔から硬膜外麻酔針挿入までを一連の流れで行うように心がける．

⑤ 硬膜外麻酔針の刺入は，ベーベルを体軸に垂直にして棘間靭帯にしっかり固定するまで進める．皮膚から3cm程度の深さで固定することが多いが，極端に硬膜外腔までの距離が短い場合もあるので注意する（図7）．

⑥ 硬膜外麻酔針が棘間靭帯にしっかりと固定されると手を離しても針は動かない（図8）が，脂肪組織内に硬膜外針がずれていると針は固定しないので，手を離すと重力の影響で沈んでしまう．また背中をベッドに垂直にして体位をとっているつもりでも，多くの場合，腹側に傾いているので，刺入方向は5〜10度ぐらい下向きになることが多い．

⑦ 棘間靭帯に固定したら両手で硬膜外麻酔針の翼を保持して2〜3mmずつ進める．このとき棘間靭帯をプチップチッと切る感覚を確認する（触覚法：図9）．

⑧ 針を進める度に生理食塩水を入れたシリンジを押して針先が靭帯内にあることを確認する．針先が黄色靭帯まで至ると抵抗が少し強くなるはずである．少し強い力を加えるとドスンと抜ける感じがするので，抵抗消失法で針先が硬膜外腔に届いたことを確認する（図10）．

第3章　スキルアップ

3-2　CSEAによる無痛分娩

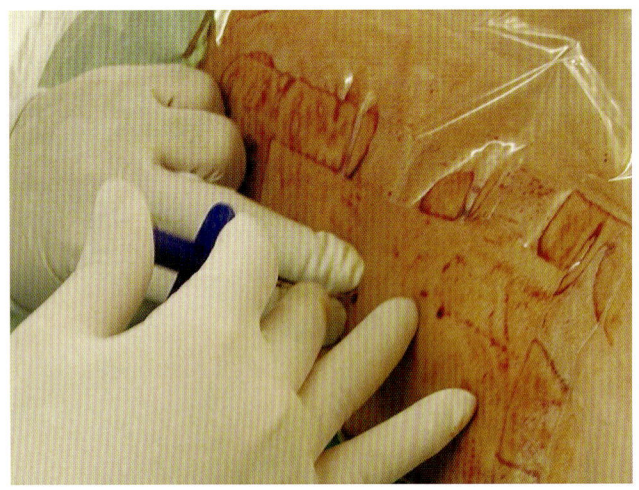

図7　硬膜外針が棘間靭帯に固定するまで慎重に進める

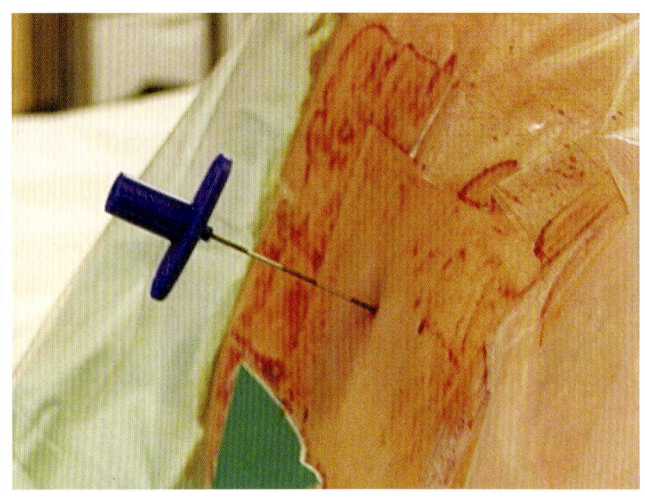

図8　棘間靭帯にしっかりと固定した硬膜外麻酔針は手を離してもぶれない

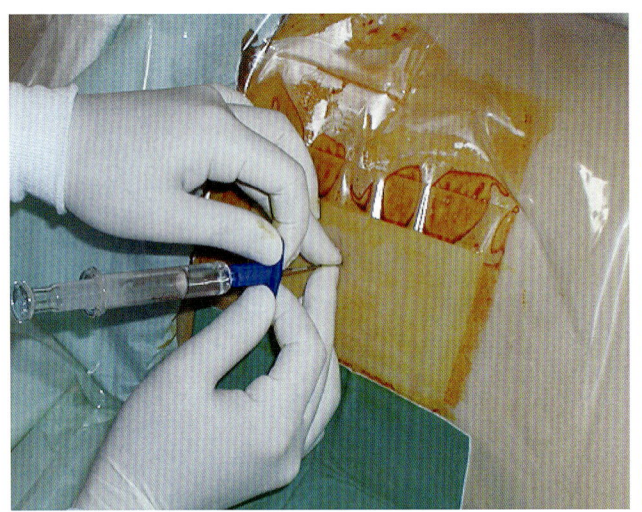

図9　触覚法で針先の位置を確認しながら慎重に進める

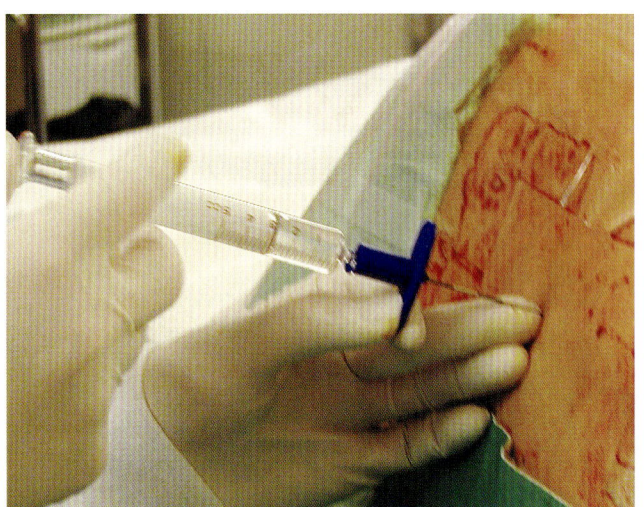

図10　触覚法に続いて抵抗消失法で二重に確認する

> **memo**
> 生理的食塩水による抵抗消失法では，脳脊髄液と生理的食塩水の区別がつかないとの意見もあるが，慣れてくると硬膜外針による硬膜穿刺および脊髄くも膜下麻酔針によるくも膜穿刺の際の感触から自信を持って判別できるようになる．

⑨ needle through needle法で脊椎麻酔針をくも膜下腔に進める．脊椎麻酔針はペンシルポイント針を用いる．ペンシルポイント針では，硬膜をテント状に引っ張ってからくも膜を穿破するので，針先が馬尾神経に触れて放散痛を訴えることが多い．**患者には足に放散痛があるかもしれないが動かないようにとあらかじめ指示をしておく**（図11）．

> **注意**
> 針先をゆっくりと進めるとくも膜を穿破するタイミングが遅れるのでかえって針の勢いが増してしまう．ある程度の力を加えながら針を進めた方がよい．

⑩ 脳脊髄液の逆流が確認できたら（図12）くも膜下に薬剤を投与する．硬膜外腔が確認できるのに脳脊髄液が逆流してこない場合は，硬膜外針が正中からずれている可能性があるので，少し角度を変えてみるとよい．

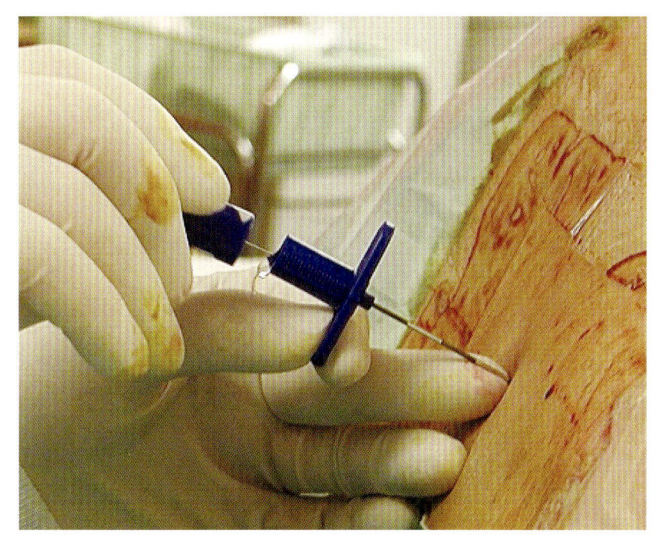

図11　needle through needle法

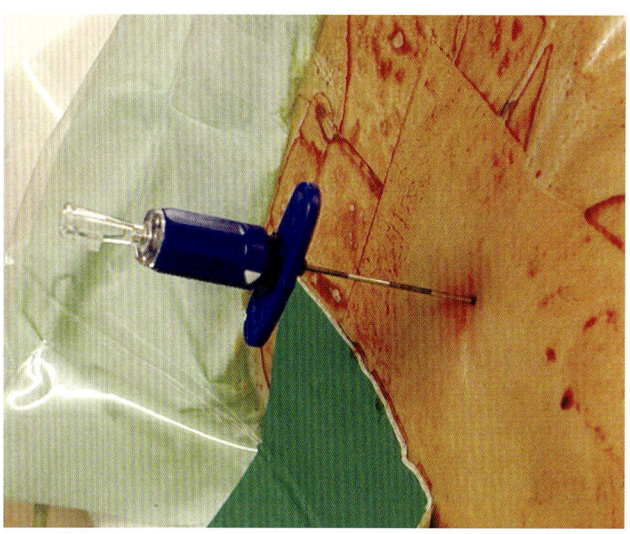

図12　脳脊髄液の逆流を確認

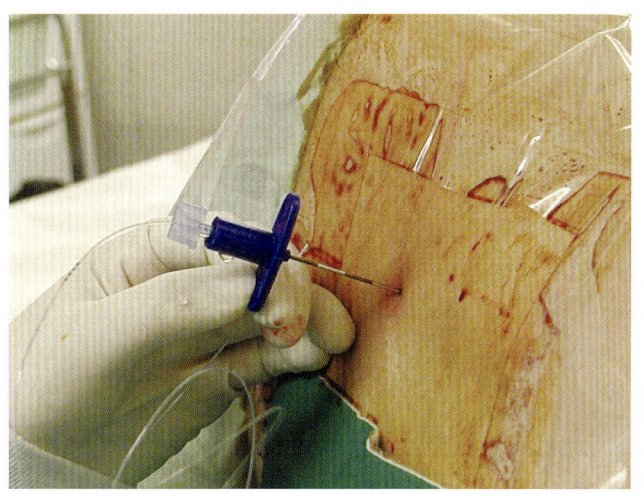

図13　カテーテル挿入

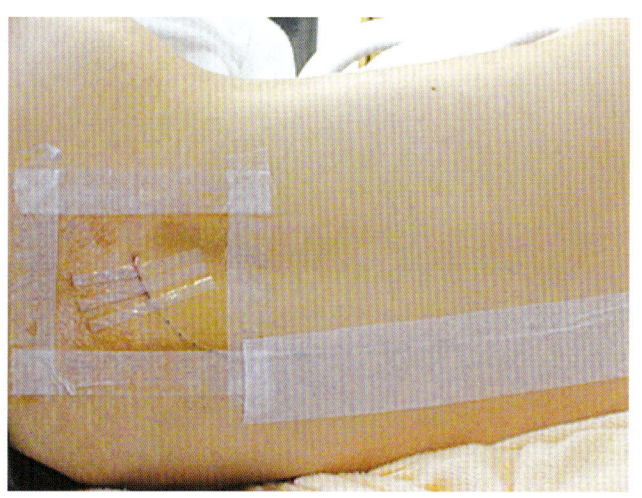

図14　カテーテルの固定

> *memo*
> 硬膜外腔はしっかりと確認できるのにneedle through needle法でどうしても脳脊髄液の逆流が確認できないときは，脊髄くも膜下麻酔に固執せずに硬膜外カテーテルだけを留置することも検討する．カテーテルが正しい位置に挿入されていれば，硬膜外麻酔単独でも15分程度で十分な鎮痛が達成されるはずである．

⑪ カテーテルは3〜5 cm挿入する．不用意に長く入れすぎると血管内に迷入する確率が高くなる．3 cm以上挿入した時点で抵抗を感じたら，それ以上は無理に進めない（図13）．

⑫ 背中を少し伸ばしてから，テープでしっかり固定する．分娩経過中にカテーテルが抜けていないか確認できるように透明の被覆剤を用いるとよい（図14）．

Point

側臥位ではいくらよい姿勢を取っても，脊椎のねじれや傾きは避けられない．棘突起を2本の指でしっかり挟みこんで，棘間靭帯の位置をイメージするとよい．硬膜外腔は触覚法と抵抗消失法を併用し二重に確認する．

3. 坐位での穿刺

坐位では，側臥位の場合と異なり正しい姿勢を取ることによって，脊椎の傾きやねじれなどの影響を最小限にできる．また肥満患者でも皮下の脂肪組織を脊椎の左右に振り分けることにより，棘突起を触れや

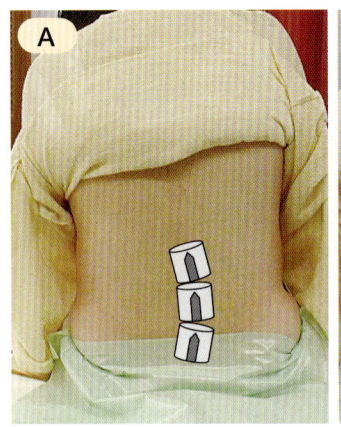

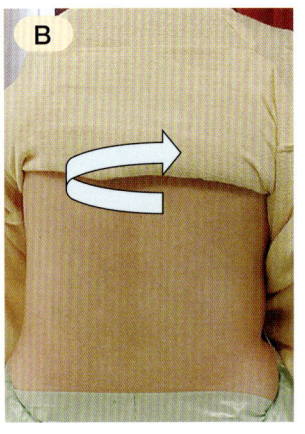

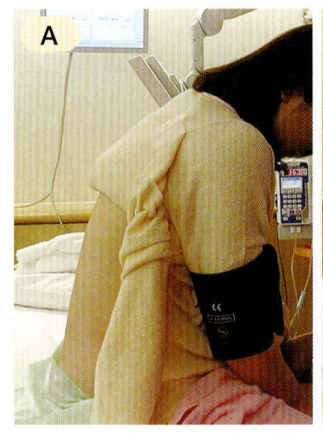

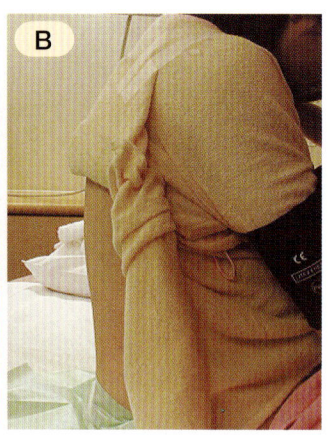

図15　坐位での傾きとねじれ
A) ×　傾き
B) ×　ねじれ

図16　坐位での前のめりと脱力姿勢
A) ○　前のめり
B) ×　脱力姿勢

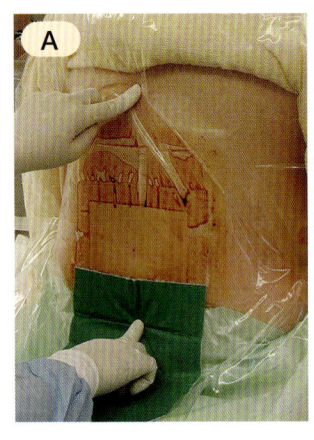

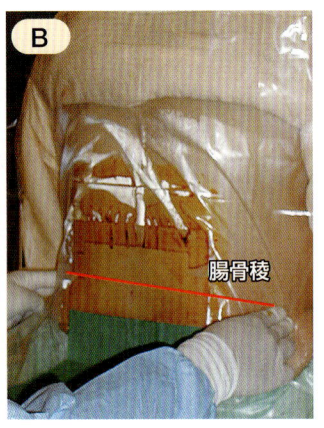

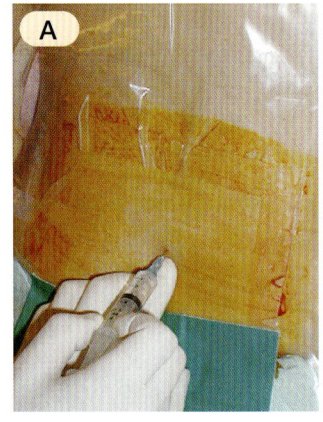

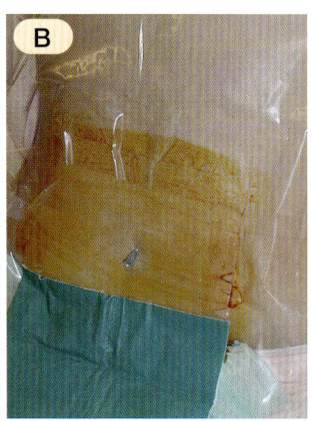

図17　刺入部位の確認
A) 棘突起を確認
B) 腸骨稜を確認

図18　刺入方向の確認
A) 棘突起をしっかりと1本の指で触知する
B) 局所麻酔に使用した針を目印にする

すくすることが可能である．日本では肥満妊婦は比較的少ないが，普段から坐位での穿刺を練習しておくとよい．

① ベッドの縁に平行に座ってもらい，左右に傾いたり体軸がねじれたりしないように注意する（図15）．
② 次にやや後方に体重を移動してもらい，両肩と頭部をだらりと前に落としてもらう（脱力姿勢）．「背中を突き出すように」と指示すると多くの場合，かえって背中を伸ばして前のめりになってしまう（図16）．
③ 棘突起を頭側から順に追っていき，垂直に並んでいることを確認する．ついで左右の腸骨稜を触れてL3/4の椎間を確認する．この場合，解剖学的に側彎などの異常がなく，正しい姿勢が取れていれば，頭側および尾側の棘突起とその間の棘間靱帯が同一の平面上に存在するはずである（図17）．
④ 刺入点を決めたら，尾側の棘突起をしっかりと1本の指で触れて正中に局所浸潤麻酔を行う．この際，針の位置を左右に少しずつずらしながら刺入し，局麻薬注入時の抵抗の変化から棘間靱帯の位置を確認する．**硬膜外麻酔針の刺入直前まで局所麻酔の針を残しておいて目印にすることも有用である**（図18）．
⑤ 硬膜外麻酔針の刺入は，ベーベルを垂直にして棘間靱帯にしっかり固定されるまで進める．棘間靱帯に固定したら両手で硬膜外麻酔針の翼を保持して2～3 mmずつ進めながら，触覚法と生理食塩水による抵抗消失法で硬膜外腔を確認する（図19）．
⑥ needle through needle法で脊椎麻酔針をくも膜下腔に進める（図20）．重力の影響で脳脊髄液の逆流は側臥位の場合よりも早いことが多い．脳脊髄液の逆流が確認できたらくも膜下に薬剤を投与し，カテーテルを挿入する．

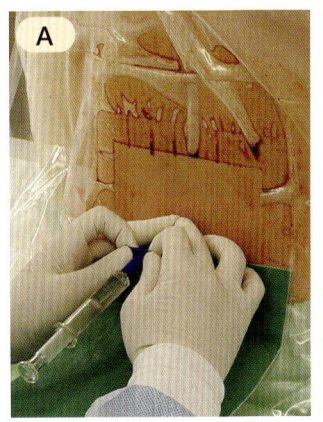

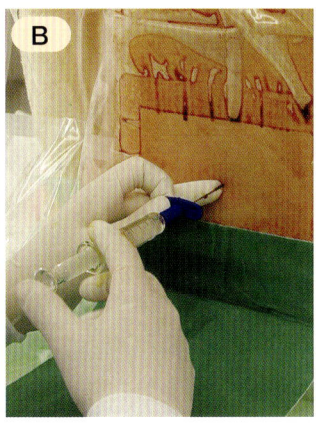

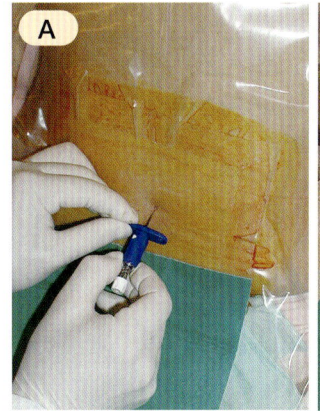

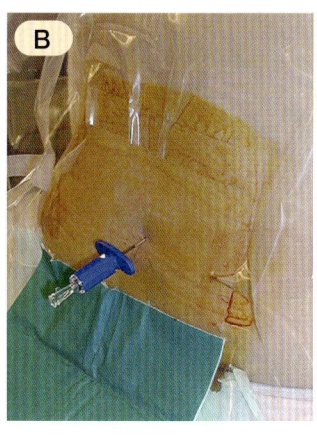

図19 硬膜外腔の確認
A) 触覚法
B) 抵抗消失法

図20 needle through needle法
A) needle through needle
B) CSFの逆流を確認

> **Point**
> 坐位ではよい姿勢をとることにより,脊椎のねじれや傾きなどの要因を排除できるので,視野を広くして背中全体を見ながら刺入方向をイメージし,局所浸潤麻酔をしながら靭帯の位置を確認するとよい.

■ 参考文献

1) Hughes, D. et al.：Combined spinal-epidural versus epidural analgesia in labour. Cochrane. Database Syst. Rev., CD003401, 2003
2) Wong, C. A. et al.：The risk of cesarean delivery with neuraxial analgesia given early versus late in labor. N. Engl. J. Med., 352：655-665, 2005
3) van de Velde M. et al.：Post dural puncture headache following combined spinal epidural or epidural anaesthesia in obstetric patients. Anaesth. Intensive Care., 29：595-599, 2001
4) 角倉弘行：「無痛分娩の基礎と臨床」, 真興交易医書出版部, 2007

第3章 スキルアップ

3　持続硬膜外（PCA法）の実際

菊地龍明

> 硬膜外カテーテルを用いた術後鎮痛は，オピオイドの静脈内投与などと比較して良質な鎮痛を提供する．従来ディスポーザブル微量注入器を用いた持続薬液注入が広く行われてきたが，近年PCA装置を用いた投与法が急速に普及している．

1．術後硬膜外鎮痛に用いる薬剤

術後硬膜外鎮痛は，通常「局所麻酔薬単独」あるいは「局所麻酔薬＋オピオイド」を用いて行われ，両者は以下のように使い分けられる．

・局所麻酔薬単独：体表の手術・下肢の手術・一部の開胸手術など．体性痛が主体の手術
・局所麻酔薬＋オピオイド：開腹手術など．体性痛に加えて内臓痛も強い手術

1）局所麻酔薬

局所麻酔薬は長時間作用性局所麻酔薬を用いる（表1）．これは，

・低濃度で分離麻酔が可能（運動神経遮断を起こさないで感覚神経遮断が可能）なため，離床を妨げない
・タキフィラキシー（投与を続けることにより効果が減弱する現象）が起こりにくい

ためである．

表1　長時間作用性局所麻酔薬

一般名（商品名）	使用濃度
ブピバカイン（マーカイン®）	0.0625～0.25％
ロピバカイン（アナペイン®）	0.1～0.2％
レボブピバカイン（ポプスカイン®）	0.0625～0.25％

オピオイドを併用する場合はより低濃度で使用するのが一般的

2）オピオイド

オピオイドは，日本ではフェンタニルとモルヒネが用いられる（表2）が，通常局所麻酔薬と併用して用いる．また，PCAに使用する場合，速効性のフェンタニルが用いられることが多い．

表2　フェンタニルとモルヒネとの比較[1]

	フェンタニル	モルヒネ
硬膜外持続注入量	25～100μg/時	0.1～1mg/時
特性	脂溶性	水溶性
鎮痛効果発現	速効性（5～10分）	遅発性（30～60分）
鎮痛作用持続時間	短時間（2～4時間）	長時間（6～24時間）
脳脊髄液への広がり	最小の広がり	広範の広がり
作用部位	脊髄＋全身	脊髄
副作用		
悪心・嘔吐	モルヒネより発生率は低い	
搔痒	モルヒネより発生率は低い	
呼吸抑制	主に早期に出現	早期と遅発性に出現

2. 持続硬膜外鎮痛（図1, 2）

　持続硬膜外鎮痛は硬膜外カテーテルから局所麻酔薬（あるいは局所麻酔薬とオピオイド）を硬膜外腔に持続投与する方法である．主としてディスポーザブルポンプを用いて2〜8 mL/時で注入されることが多いが，流量が少ないと鎮痛が不十分に，流量が多いと低血圧などの副作用が出やすい．国内ではさまざまなディスポーザブルポンプが市販されている（図1）．

　駆動形式によりバルーン式，真空陰圧式，スプリング式に分類される（表3）が，それぞれ経時的な流速変化が異なる（図2）．

> **memo** ＜流速を変化させる因子＞
> ① 薬液の粘性：粘性の高い薬液の場合，流速が遅くなる
> ② 流量制御管の温度：流量制御管の温度が高いほど流速が速くなる．よって，流量制御部が患者の体と接しているか否かで流速が変わる
> ③ 薬液の充填量（バルーン式の場合）：薬液の充填量が規定量より少ない場合，平均流速は速くなる

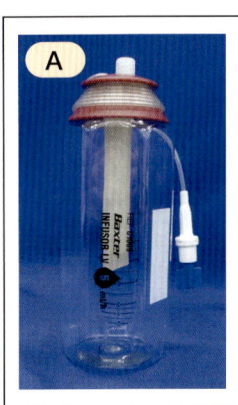

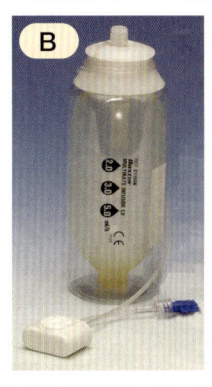

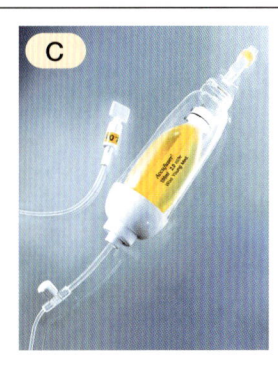

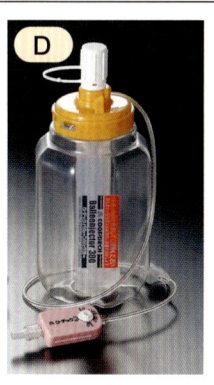

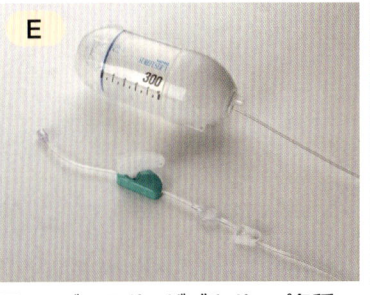

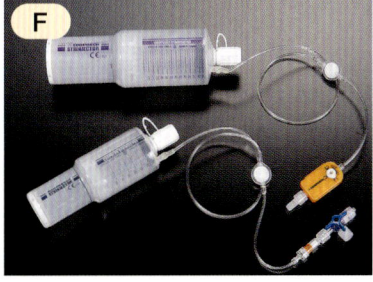

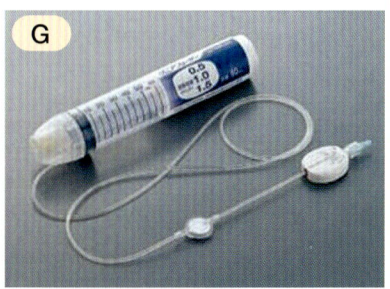

図1　ディスポーザブルポンプ各種
A）バクスターインフューザー®（バクスター）
B）バクスターインフューザーマルチレート®（バクスター）
C）ペインブロッカーポンプ®持続注入タイプ（クリエートメディック）
D）クーデックバルーンジェクター®（大研医器）
E）シュアーフューザーA®（ニプロ）
F）クーデックシリンジェクター®（大研医器）
G）リニアフューザー®（テルモ）
A〜E：バルーン式，F：真空陰圧式，G：スプリング式

表3　ディスポーザブルポンプの種類

流速	固定式	流量制御管により流速を制御する
	可変式	通常2本の流量制御管の組み合わせで，3種類の流量を選択できる
駆動形式	バルーン式	バルーンがしぼむ力を利用
	真空陰圧式	シリンダー内に発生させた陰圧を利用
	スプリング式	ばねを利用

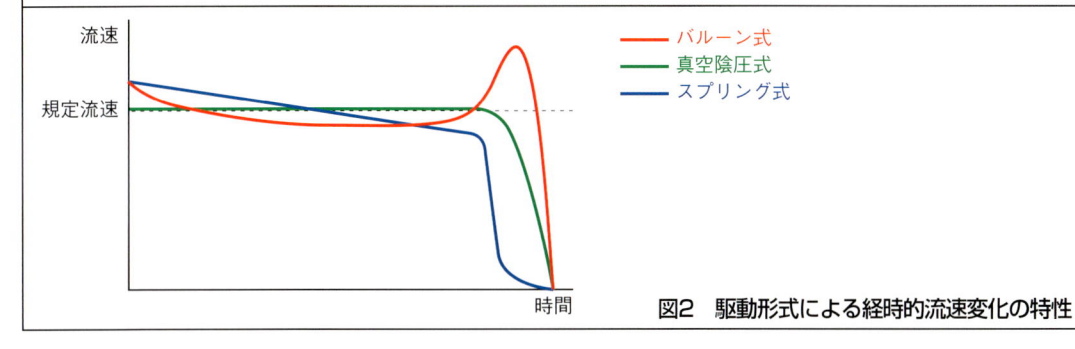

図2　駆動形式による経時的流速変化の特性

3-3　持続硬膜外（PCA法）の実際

3. 硬膜外PCA法（Patient Controlled Epidural Analgesia：PCEA）

PCAとは，患者が痛みを感じるときに，あらかじめ設定されていた鎮痛薬を自分で投与して鎮痛を得る方法である（図3）．主観的な感覚である「痛み」に対して患者が自分自身で鎮痛を行えるので，安全性・有効性に優れるうえに患者の満足度も高い．

PCAに用いる装置には機械式とディスポーザブル式がある．硬膜外PCAの場合には，ある程度の基礎持続注入にボーラス投与を追加する設定が一般的である．

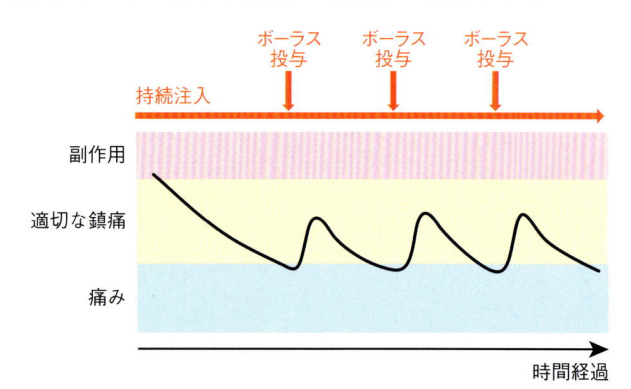

図3　PCAの概念図
鎮痛薬の効果や副作用の出現は個体差が大きいため，画一的な鎮痛薬の投与は不適切である．痛みを感じ始めたときにすぐに鎮痛薬を投与すれば，少量の鎮痛薬でも有効な鎮痛を得ることができ，しかも副作用の危険性は少ない

1）機械式PCA装置（図4，5）

AC電源または内蔵バッテリを電源として駆動する．専用の薬液バッグが必要となる．

PCAボタンを押すと電気的な信号によりポンプが動いて薬液がボーラス投与される．下記の項目を設定することにより，症例に応じた細かい設定の変更が可能である．

【設定項目】
① ボーラス投与量
② ロックアウトタイム（最低追加投与間隔）
③ 1時間あたりの最大投薬量または1時間あたりの最大投与回数
④ 持続投与速度

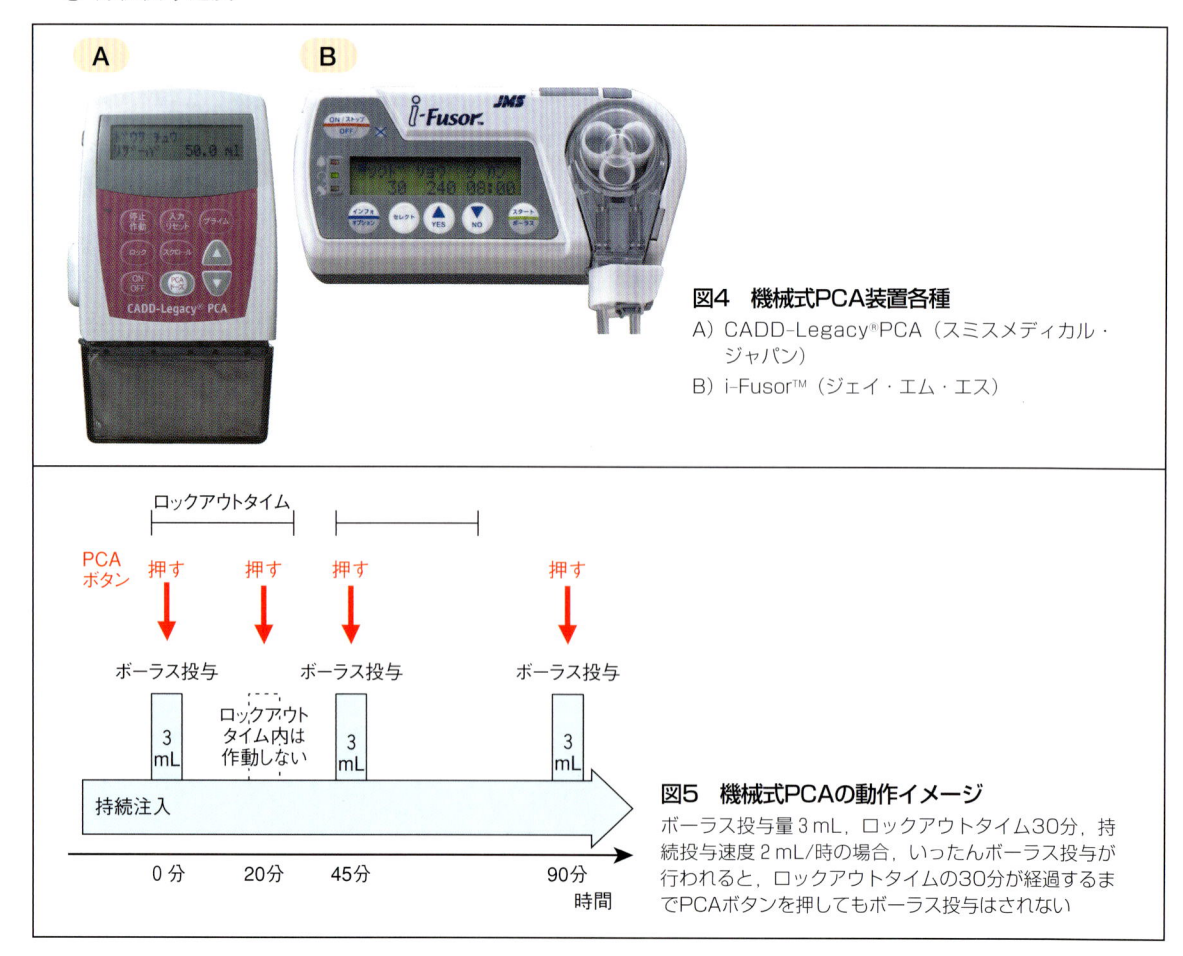

図4　機械式PCA装置各種
A) CADD-Legacy®PCA（スミスメディカル・ジャパン）
B) i-Fusor™（ジェイ・エム・エス）

図5　機械式PCAの動作イメージ
ボーラス投与量3 mL，ロックアウトタイム30分，持続投与速度2 mL/時の場合，いったんボーラス投与が行われると，ロックアウトタイムの30分が経過するまでPCAボタンを押してもボーラス投与はされない

2）ディスポーザブルPCA装置（図6〜8）

ディスポーザブルポンプをベースにしている．PCAボタンは薬液を貯めるリザーバーとなっており，ボタンを押す操作で物理的にリザーバー内の薬液を押し出す仕組みであるが，「袋を押しつぶすタイプ」と「シリンジを押すタイプ」とに大別される．

ディスポーザブルPCA装置には多種類の規格の製品があるが，製品ごとに設定が固定されているため個々の患者への細やかな対応は難しい．

【規格を規定する項目】
① ボーラス投与量（リザーバー容量）
② 充填時間（リザーバーを充填するのに必要な時間）
③ 持続投与速度

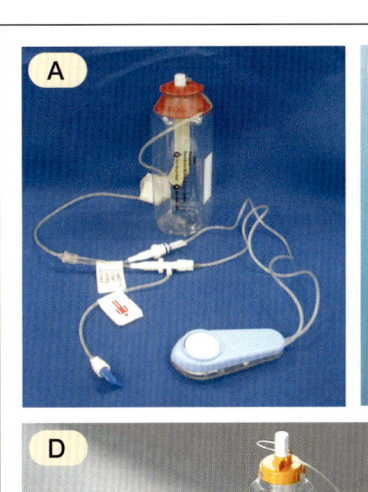

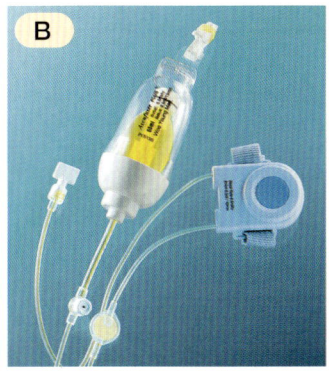

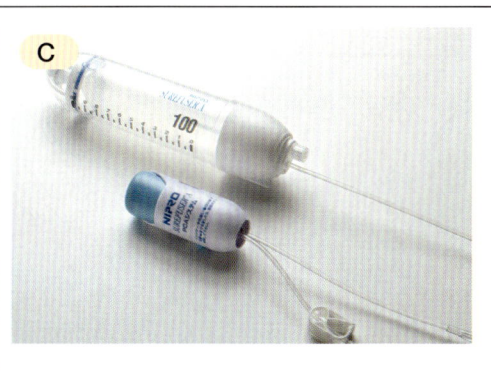

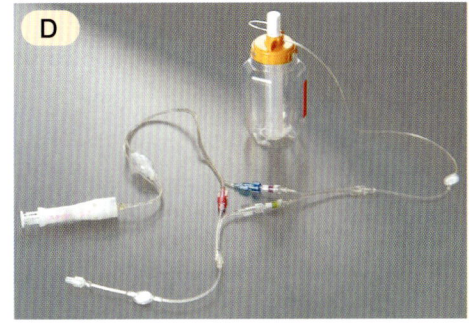

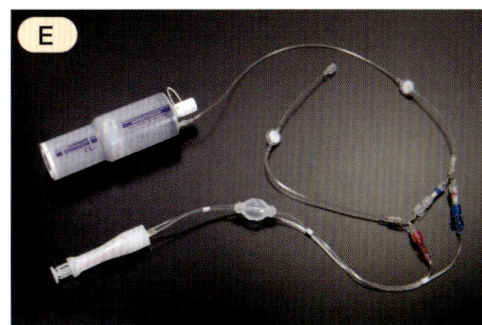

図6　ディスポーザブルPCA装置各種
A) バクスターインフューザー®PCAシステム（バクスター）
B) ペインブロッカーポンプ®PCAタイプ（クリエートメディック）
C) シュアーフューザーA®PCAセット（ニプロ）
D) クーデックバルーンジェクター®PCA（大研医器）
E) クーデックシリンジェクター®PCA（大研医器）

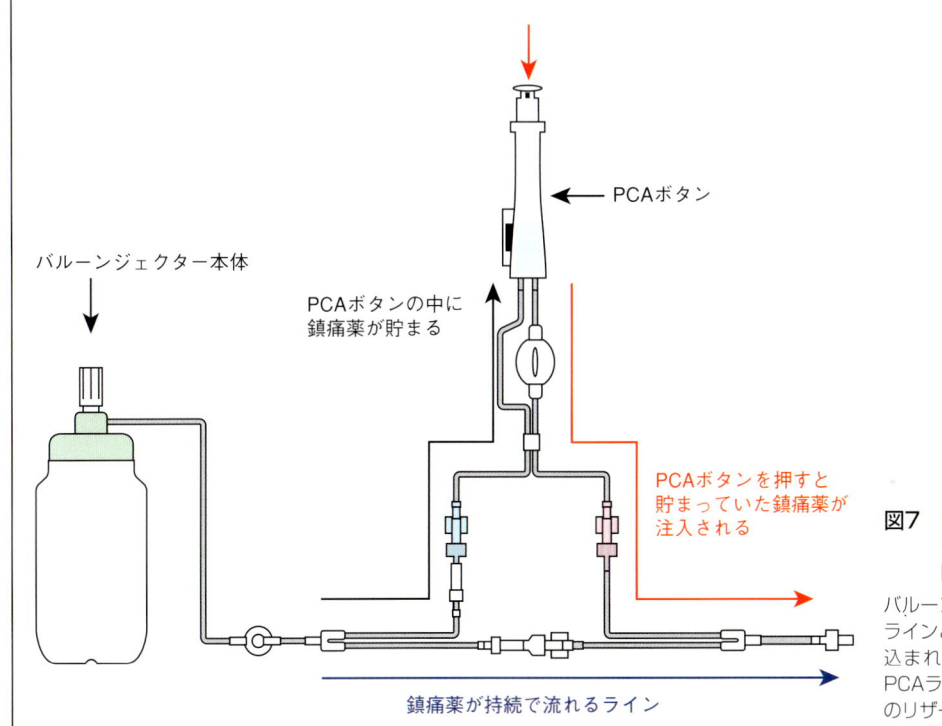

図7　ディスポーザブルPCA装置の一例：クーデックバルーンジェクターPCA®（大研医器）

バルーンジェクター本体から出たチューブは持続ラインとPCAラインに分かれる．持続ラインに組込まれた流量制御管により持続流速が決まり，PCAラインに組込まれた流量制御管とPCAボタンのリザーバー容量により充填時間が決まる

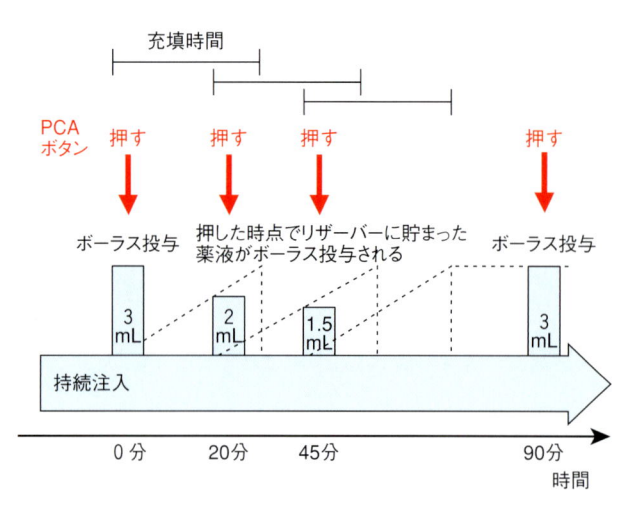

図8 ディスポーザブルPCAの動作イメージ
ボーラス投与量3 mL，充填時間30分．持続投与速度2 mL/時の場合，充填時間前にPCAボタンを押すと，その時点でリザーバーに貯まっていた薬液が投与される．図5と比較すると総投与量が少し異なる

3）機械式PCA装置とディスポーザブルPCA装置との比較

	機械式PCA装置	ディスポーザブルPCA装置
利点	・症例に応じての設定の変更・途中での設定変更が可能 ・PCA使用の記録が可能	・運用が比較的簡単 ・特定保険診療材料として算定できる
欠点	・設定時の人為的ミス発生の危険性 ・動力源が必要 ・初期投資が必要 ・消耗品の保険請求ができない ・アラームへの対処が必要 ・運用にマンパワーが必要な場合が多い	・設定が固定されているので細やかな対応は不可 ・PCA使用の記録ができない

4．持続硬膜外鎮痛と硬膜外PCAとの比較

1）術後鎮痛の難しさ
術後鎮痛を難しくする要因を以下にあげる．
① 痛みの個体差：同じ手術をしても痛みの感じ方は千差万別である
② 痛みの部位差：同じ患者でも手術部位と術式によって痛みは異なる
③ 痛みの変化　：時間の経過とともに軽減する．体動時は増強する
④ 薬効の個体差：鎮痛薬の効果・副作用の出現は患者により異なる

2）上記①〜④への対応
上記の要因は，「硬膜外PCA＞持続硬膜外法（流量可変式）＞持続硬膜外法（流量固定式）」の順で効果的に対応できる．

3）論文から見た持続硬膜外鎮痛と硬膜外PCAとの比較
過去行われた検討の結果，以下のような報告がなされている．
・同じ鎮痛を得るには硬膜外PCAの方が薬液総投与量は少なくて済む[2,3,6,7]
・同じ鎮痛を得るには硬膜外PCAの方が副作用は少ない[5]
・硬膜外PCAの方が鎮痛効果は高い[4]

5．副作用対策

1）低血圧
出血，脱水，心筋虚血，心不全，他の薬物の影響などがないかを検索する．これらが否定された場合，持続量・ボーラス量を減量する．低血圧が持続する場合は，静脈内PCAなどへの変更も考慮する．

2）運動神経麻痺・強いしびれ感

下肢の運動障害は離床を妨げる．下腹部手術ではL領域にブロックが起こらないように腰椎からの刺入は避ける．運動神経麻痺や強いしびれ感が認められた場合，持続量・ボーラス量を減量するか局所麻酔薬の濃度を低濃度に変更する．

3）呼吸抑制・鎮静（オピオイドを含む場合）

モルヒネを使用する場合，遅発性呼吸抑制の可能性がある．一方，フェンタニルでは静脈内に投与した場合との差は少ない．これらの場合，オピオイドを含んだ薬液の投与を中止し，ナロキソンを静注する．病院でPCAをシステム化する際には各病棟にナロキソンを常備することが望ましい．

4）悪心・嘔吐（オピオイドを含む場合）

悪心・嘔吐のメジャーリスク因子（術後オピオイド投与・女性・非喫煙・術後悪心嘔吐の既往，または乗り物酔いしやすい）がある場合は必ず予防を行う．

- ・デキサメサゾン　　：予防効果のみ，術中早期に4～8 mgを静脈内投与
- ・ドロペリドール　　：予防および治療に用いる，ボーラス投与では0.625～1.25 mg，持続投与の場合4 mg/日以下
- ・メトクロプラミド：治療に用いる，10～20 mgを6時間ごとに静脈内投与

6. ディスポーザブル装置を用いた硬膜外PCA運用の実際（横浜市立大学附属病院）

横浜市立大学附属病院ではディスポーズブルPCA装置を用いた硬膜外および静脈内PCAの運用を2007年3月より開始した．患者の体格や年齢に応じた対応をするため，それぞれ2種類の規格を使用している．

① 体格の小さい患者（おおむね50 kg以下）：硬膜外PCA（S）

使用器具	クーデックバルーンジェクターPCAセット 200 mL
流量	3 mL/時
1回注入量	1 mL
充填時間	30分
充填薬剤　A．オピオイドなしの場合　B．オピオイドありの場合	0.2%アナペイン® 200 mL　0.2%アナペイン® 190 mL，フェンタニル5A（500μg）計200 mL

② 体格の大きい患者（おおむね50 kg以上）：硬膜外PCA（L）

使用器具	クーデックバルーンジェクターPCAセット 300 mL
流量	4 mL/時
1回注入量	3 mL
充填時間	60分
充填薬剤　A．オピオイドなしの場合　B．オピオイドありの場合	0.2%アナペイン® 300 mL　0.2%アナペイン® 280 mL，フェンタニル10A（1,000μg）計300 mL

1）上記PCA（S），PCA（L）の使用方法

① サイズの選択

　　20 kg ≦ 体重 ＜ 50 kg：硬膜外PCA（S）[※1]

　　50 kg ≦ 体重：硬膜外PCA（L）[※2]

　　※1：40 kg以上で術中3 mL以上の局所麻酔薬を使用しても血圧低下を認めなかった場合，PCA（L）も可
　　※2：担当麻酔科医の判断で硬膜外PCA（S）も可

② 充填薬剤の選択

　　四肢・体表面の手術など：オピオイドなし
　　開腹術など　　　　　　　：オピオイドあり[※3]

　　※3：CSEAで脊髄くも膜下麻酔と硬膜外麻酔の穿刺箇所が3椎間以下の場合→オピオイドなし

③ 注意事項

術中に硬膜外麻酔を使用しなかった場合，帰室30分以上前に必ずボーラス投与を1度行い，血圧低下のないことを観察すること．

2）PONV予防

オピオイドを投与し，下記事項に1つでも該当する場合，手術開始時にデキサメサゾン4〜8 mgを静注し，ドロペリドール2.5 mg（1 mL）をPCAに混注する

　① 思春期以降の女性
　② 非喫煙者
　③ PONVの既往

また，以下の項目に該当する場合は，ドロペリドールの投与は禁忌とする

　① QTc ＞ 0.44秒の患者
　② 15歳以下

3）副作用対策

以下に，起こりうる副作用とその対応をあげる．

① 低血圧
　・低血圧の原因を検索：出血，脱水，心筋虚血，心不全など
　・上記の原因が認められないとき
　　a）ボーラスボタン使用の禁止
　　b）硬膜外PCA（L）→ 硬膜外PCA（S）への変更
　　c）硬膜外PCAの中止．必要があれば静脈内PCAへの変更
　・緊急の昇圧が必要な場合：下肢挙上・塩酸エフェドリン投与

② 運動神経麻痺・しびれ感の強いとき
　・ボーラスボタン使用の禁止
　・硬膜外PCA（L）→ 硬膜外PCA（S）への変更
　・硬膜外PCAの中止．必要があれば静脈内PCAへの変更

　　※進行性の運動神経麻痺のときは硬膜外血腫・硬膜外膿瘍を疑う

③ 悪心・嘔吐（フェンタニルを含む場合）
　・硬膜外PCAをアナペイン®単独のものに変更
　・薬物治療
　　a）経口可能な場合：ノバミン®（プロクロルペラジン），15 mg，分3
　　b）経口不可能な場合：プリンペラン®（メトクロプラミド），10 mg，静脈内投与，6時間ごと

④ 尿閉
　・導尿
　・硬膜外PCA（L）→ 硬膜外PCA（S）への変更，硬膜外PCAの中止

■ **参考文献**

1）「ミラー麻酔科学」（ロナルド D. ミラー 編，武田純三 監），メディカル・サイエンス・インターナショナル，2007
2）Collis, R. E. et al.：Comparison of midwife top-ups, continuous infusion and patient-controlled epidural analgesia for maintaining mobility after a low-dose combined spinal-epidural. Br. J. Anaesth., 82（2）：233-236, 1999
3）Ferrante, F. M. et al.：The role of continuous background infusions in patient-controlled epidural analgesia for labor and delivery. Anesth. Analg., 79（1）：80-84, 1994
4）Lubenow, T. R. et al.：Comparison of patient-assisted epidural analgesia with continuous-infusion epidural analgesia for postoperative patients. Reg. Anesth., 19（3）：206-211, 1994
5）Sia, A. T. & Chong, J. L.：Epidural 0.2% ropivacaine for labour analgesia：parturient-controlled or continuous infusion ? Anaesth. Intensive. Care, 27（2）：154-158, 1999
6）Silvasti, M. & Pitkänen, M.：Patient-controlled epidural analgesia versus continuous epidural analgesia after total knee arthroplasty. Acta. Anaesthesiol. Scand., 45（4）：471-476, 2001
7）Standl, T. et al.：Patient-controlled epidural analgesia reduces analgesic requirements compared to continuous epidural infusion after major abdominal surgery. Can. J. Anaesth., 50（3）：258-264, 2003

第3章 スキルアップ

4 エコーガイド下硬膜外ブロック

北山眞任，廣田和美

硬膜外ブロックを施行する前に，超音波画像により"Pre-puncture"検査を行う．Pre-puncture検査は棘突起間隙の位置や椎体構造の把握によりアプローチの決定を容易にするので，実際の穿刺手技の安全性，快適性，成功率の向上を期待できる[1,2]．

1. 硬膜外ブロックに必要な超音波解剖学

硬膜外穿刺のアプローチとなる椎骨背面は大部分が骨構造（棘突起，椎弓，椎間関節，横突起など）で構成され，超音波ビームが強く反射される．したがって骨表面が高エコー像となり，その先は音響陰影となり描出されない．脊柱管内（黄色靱帯，背・腹側硬膜，脊髄，馬尾）は，棘突起や上下椎弓の隙間の"窓"を通して観察できる[3〜5]（図1A，B）．

腰椎や下位胸椎では，棘間靱帯を通して超音波が椎体後面に到達するので，正中法でくも膜下腔の水平断面を描出できる．ただし背側硬膜と腹側硬膜は，両縁を骨構造に遮蔽されて途切れるので，**硬膜は"こ"の字型に見える**．また腰部ではくも膜下腔内に馬尾神経や微細な血管の呼吸性動揺を確認できる（図2A，B）．

上・中位胸椎では，棘突起が屋根瓦状に重なり，正中法で超音波が透過する隙間を得にくい．傍正中法での矢状断像では，**上下の椎弓の隙間から背側硬膜と輝度の高い腹側硬膜が確認できる**[5]（図3A，B）．

> **注意** 一般に胸椎では，高齢者や靱帯が骨化した患者で特に超音波ビームが脊柱管内に到達しにくいため，傍正中法でも硬膜の位置を確認できれば上出来である．

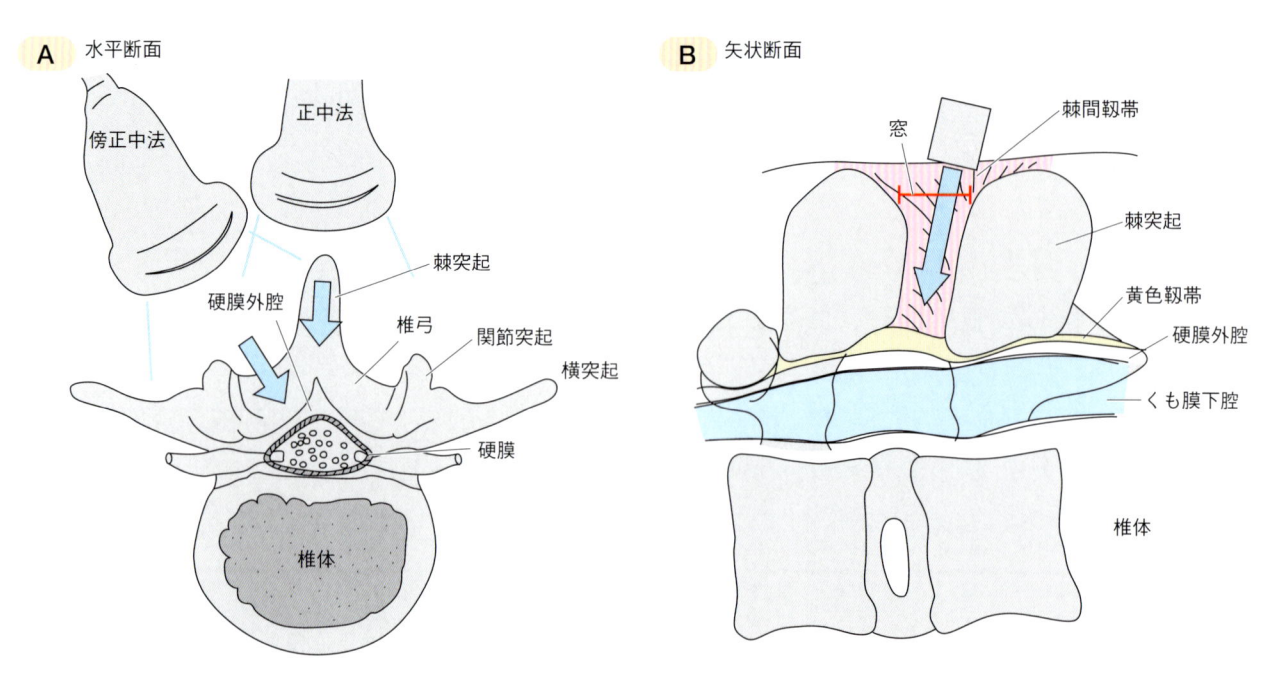

図1 脊椎の構造と超音波プローブのアプローチ
A）腰椎・下位胸椎では棘間から，上・中位胸椎では椎弓の間隙から脊柱管内の硬膜や黄色靱帯を確認できる
B）矢状断面の構造．棘間靱帯が骨化した場合は腰部でも描出しにくい

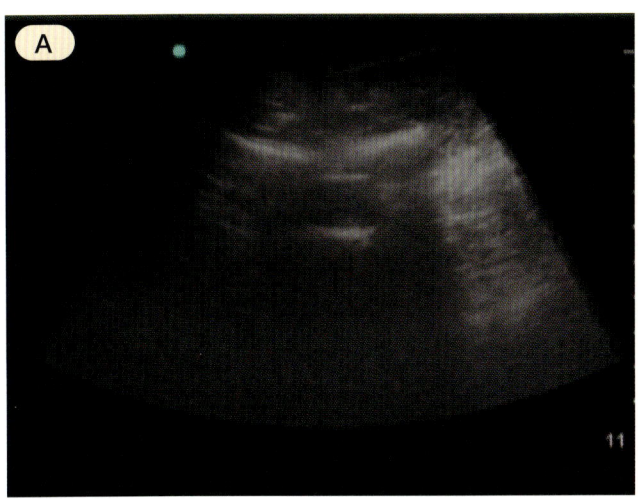

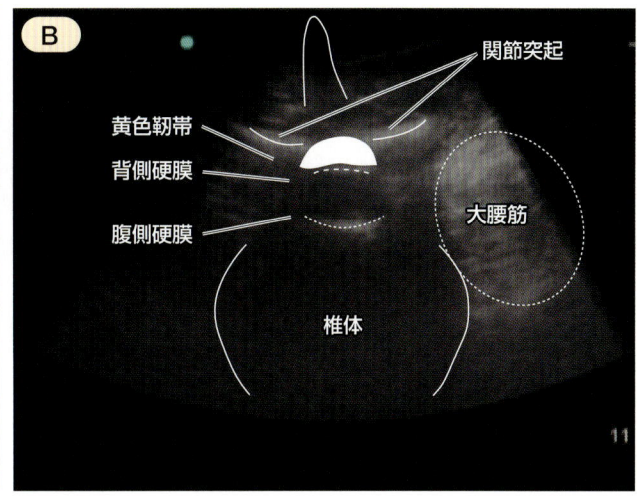

図2 腰部脊椎（L2/3）の超音波画像（水平断面）
腰椎の超音波画像（水平断面）．背側硬膜と腹側硬膜は"こ"の字型．腹側硬膜がより高エコー性に描出される（Bはシェーマ）

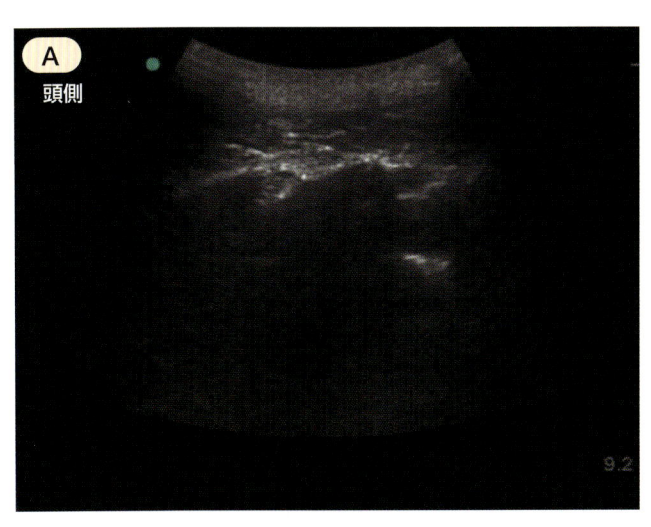

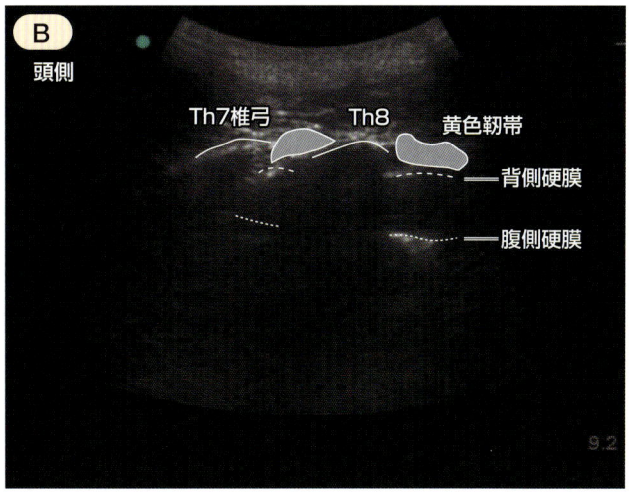

図3 中位胸椎（Th7/8）の超音波画像（傍正中矢状断面）
胸椎の傍正中法での矢状断面図．前後の椎弓の隙間から脊柱管内の硬膜を描出．硬膜外腔と硬膜の分解能は高い（Bはシェーマ）

> **memo** ＜高エコー性，低エコー性（hyperechoic, hypoechoic）＞
> 骨や靱帯など超音波の反射波が大きい組織では，構造物の表面は白く輝度の高い画像である（高エコー性）（**骨≫靱帯＞腱組織**）．一方，血液や筋組織など反射波が少ない構造では，低エコー性の黒～灰色の像となる（**血液＝髄液＜筋**）．

2. 使用する超音波機器とプローブの種類

　超音波画像装置は，手術室内で使用可能なタイプが望ましい．プローブの選択は，腰椎穿刺や小児の場合は7 MHz以上のリニアプローブでも可能であるが，肥満者での腰椎穿刺や胸部硬膜外穿刺の場合は深達度の深いコンベックスプローブ（5 MHz以下）を用いる（図4）．

図4 使用する超音波プローブ
右側より順にコンベックス型プローブ（2～5MHz），リニア型プローブ（6～13MHz）（いずれもSonosite社製）

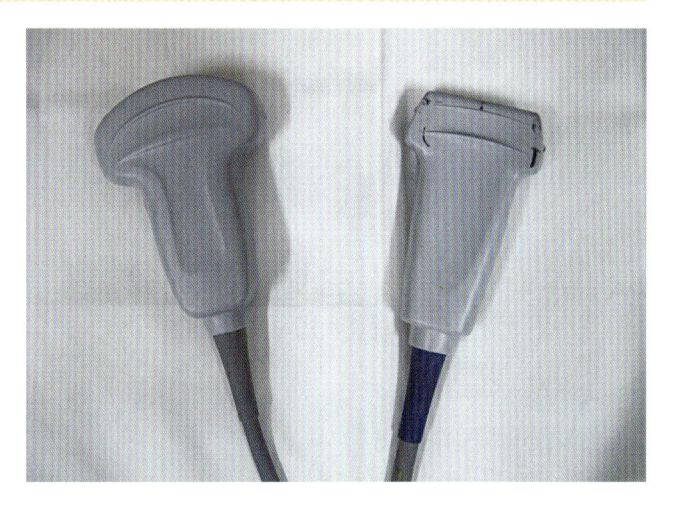

> **memo**
> 超音波画像機器は，MRIやX線診断装置に比べて**非侵襲**，**経済的**であり，手術室内でも**素早く簡単**に施行できる．硬膜や黄色靱帯の解像度においてもMRIに引けを取らない[6]．

3. 硬膜外ブロックのPre-punctureの実際

1）水平断面像による超音波測定：腰椎，下位胸椎穿刺
―解剖構造が実際と一致するので初心者が理解しやすい[7]―

① 棘突起を皮膚表面から触れ，目的とする棘間を探す．
② 肥満者で棘突起の位置が不明瞭な場合は，**正中線にプローブを当て矢状断面**を描出する．黄色靱帯や背側硬膜をゲインの調節で明瞭にする（図5 A，B）．
③ ②の位置でプローブ両側にマーキング（矢状方向：図6）．
④ プローブを90度回転．棘突起上面中央から，頭尾側方向の棘間にプローブをスライドすると図2のように脊椎の水平断面像を確認できる．**背側硬膜が最も強調される角度にプローブを傾け，ゲインを調節する**．
⑤ ④の位置でプローブの両側にマーキング（水平方向：図7）．
⑥ ⑤の超音波画像を静止．皮膚表面から背側硬膜までの距離を計測する（図8）．
⑦ ③と⑤で示したマーキングの線が十字に交差する位置を穿刺部位とする[7]．

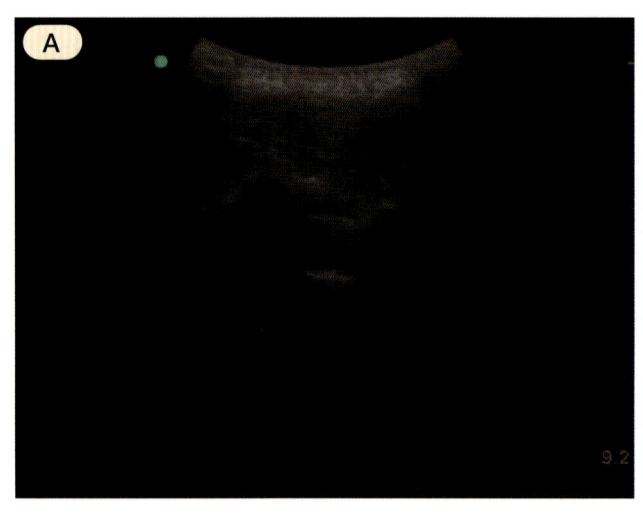

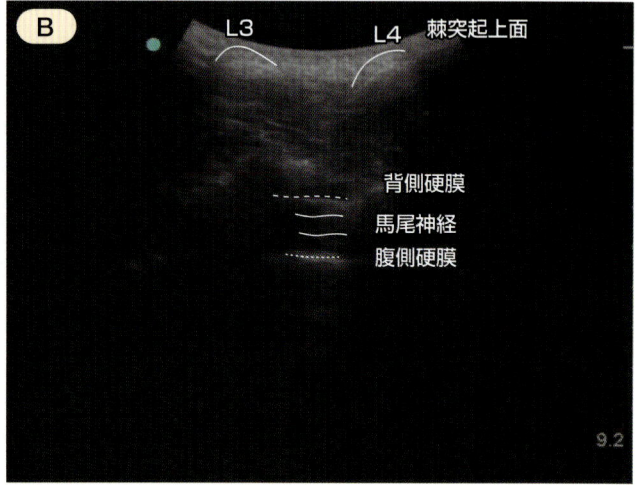

図5 腰椎正中矢状断面（L3-4）
左が頭側．第3-4腰椎棘突起（矢状断面）．仙骨から連続してスキャンすると正確な位置を確定できる．くも膜下腔内の馬尾神経は髄液内で呼吸性に動揺する（Bはシェーマ）

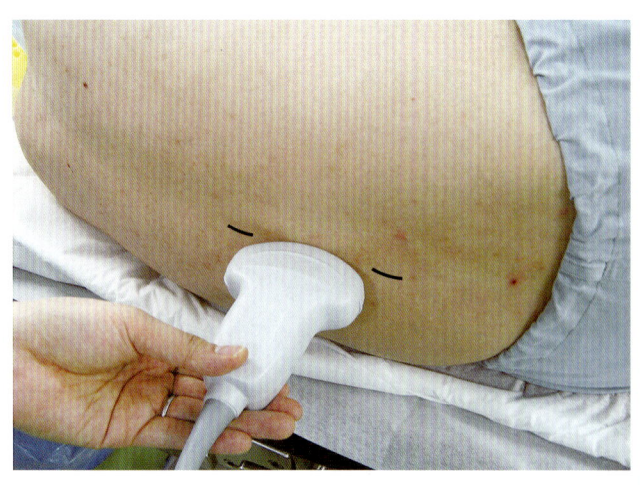

図6 正中矢状方向での位置の決定
矢状方向の皮膚にマーキングをする

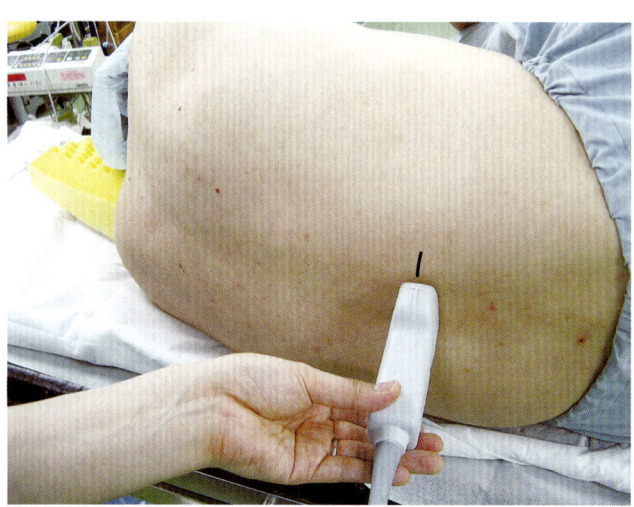

図7 水平方向での位置の決定
水平断面方向の皮膚にマーキングをする

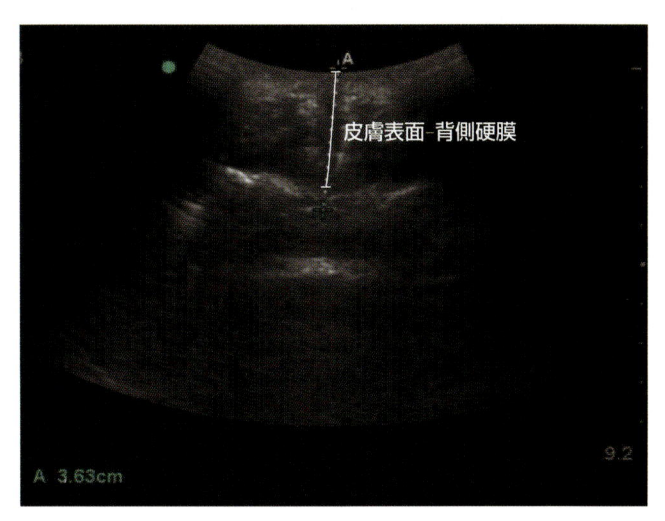

図8 穿刺部位での距離の測定
図2と同じ位置での静止画像．皮膚直下から背側硬膜間での距離を計測

> **注意　測定した距離と実際の穿刺の深さ**
> 超音波画像で計測した距離は，実際の穿刺による深さより若干短い．これは超音波プローブによる組織の圧迫，Touhy針の彎曲による穿刺時の角度が変化することによる[4]．
> しかし穿刺時に，loss of resistanceやhunging drop法を併用するので安全な穿刺距離を概算する利点は大きい．

> *memo* ＜脊椎麻酔や髄液検査にも＞
> 水平断面像を利用した本法は，脊椎麻酔や髄液検査の前のPre-punctureとしても利用できる．

2）傍正中法・矢状断面像による超音波測定：中位胸椎，変形した腰椎穿刺
―超音波画像から解剖構造をイメージするのはやや難しい：中級者向け―

① 目的とする棘間を選び，正中線上の矢状断面像で棘突起上面を描出した状態からプローブを外側へ平行移動する（図9A）．
② 上下の椎弓の間隙の"窓"から，背側硬膜を観察できるようにコンベックスプローブの**彎曲に沿って頭側に傾ける**（図9B）．皮膚とプローブの隙間が大きいときはゲルパットを差し挟むとよい．ゲインの調節で背側硬膜と黄色靱帯の描出を鮮明にする（図3A，B参照）．
傍正中法は，硬膜外腔と硬膜の分解能において正中法に優るといわれる[5, 6]．

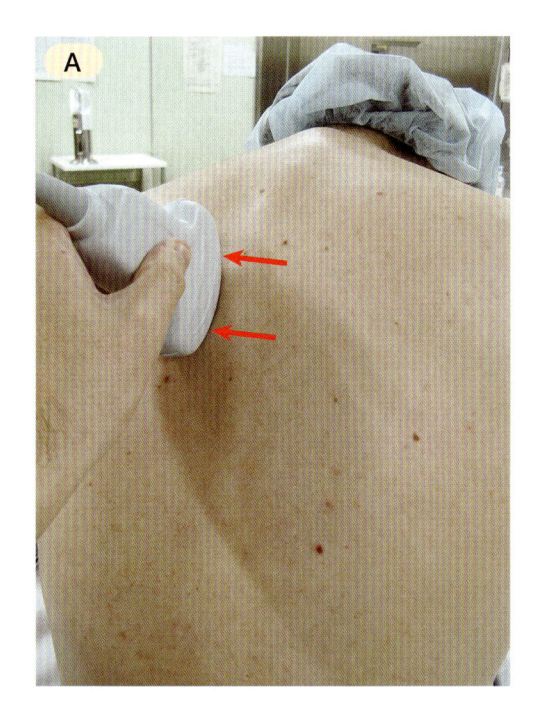

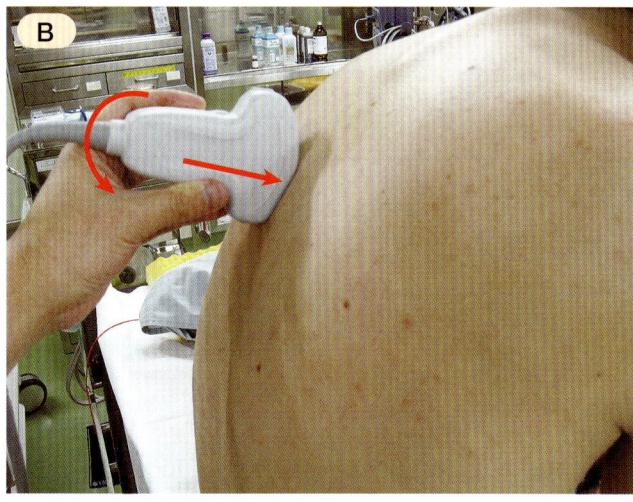

図9 胸椎の傍正中アプローチによるプローブの位置と方向
A）傍正中法アプローチと同様にプローブを外側へ1～2cmスライドさせる．プローブの向きは脊柱管の中心に向ける方向（図1を参照）
B）椎弓の隙間を超音波画通り抜けるようにプローブを頭側方向へ傾ける

3-4 エコーガイド下硬膜外ブロック

③ プローブの位置・傾きを確認して皮膚にマーキングし，穿刺のイメージをつくる．
④ ③の超音波画像を静止して硬膜までの距離を計測（図10）．

> **memo** ＜穿刺部位の決定に金属鉗子を利用[8]＞
> 前述の水平断面，矢状断面像による硬膜と黄色靭帯を描出し，プローブと皮膚の間に金属鉗子を差し込む．鉗子先端の音響陰影が背側硬膜に到達する部位（図11A，B）を穿刺点とする．鉗子の先端と超音波プローブの角度と方向を針の進入方向として穿刺イメージをつかむ．

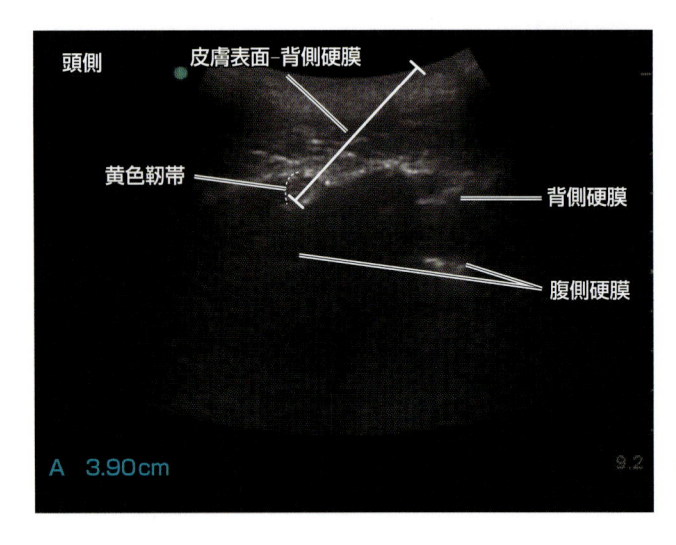

図10　胸椎（傍正中法，矢状断面）で硬膜までの距離測定
硬膜外腔と背側硬膜の境界が正中法に比べて明瞭になる

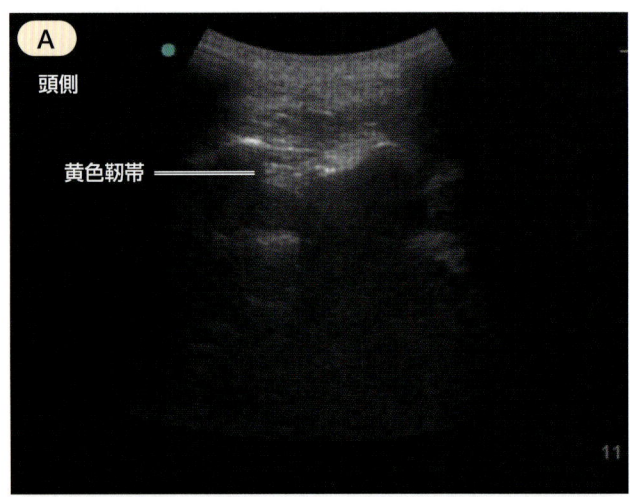

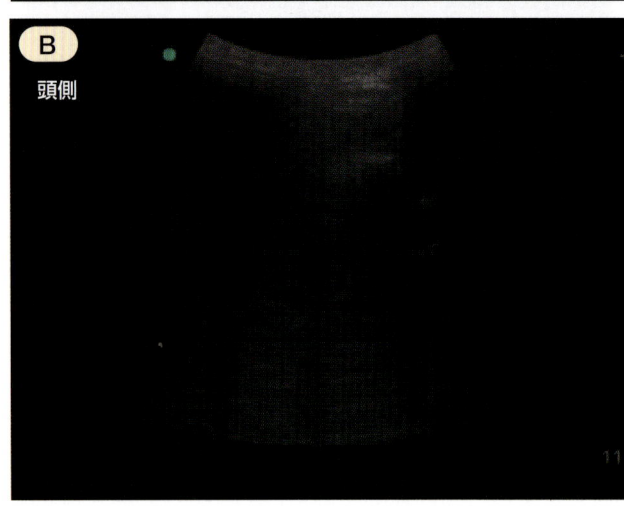

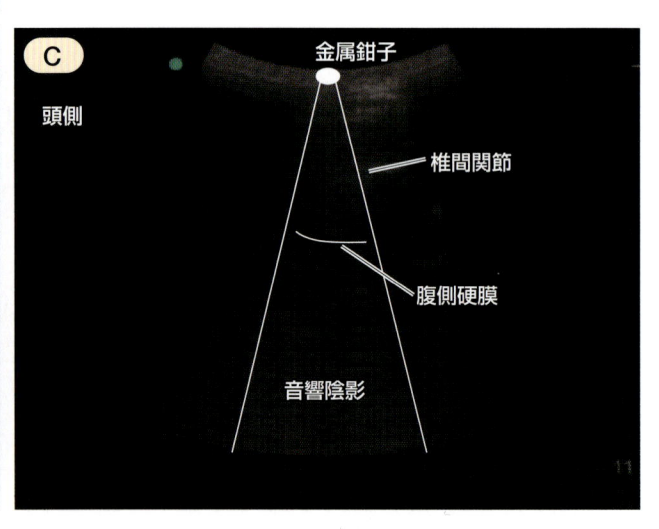

図11　金属鉗子挿入（腰部傍正中矢状断面）
A，B：Aで見えている黄色靭帯と硬膜が，Bでは鉗子による音響陰影で見えなくなっている．A，Bの比較より，**金属鉗子の皮膚上の点から硬膜までに骨性の遮蔽物は存在しない**ので，皮膚の金属鉗子の位置からプローブの方向を参考にして実際に穿刺すると，硬膜までの障害物は存在しないことになる（CはBのシェーマとする）

> **Point**
> 三次元構造の構築
> 骨を含む構造物を超音波画像でイメージする際は，二次的画像だけでなく，プローブを平行移動させて施行者の頭のなかに三次元構造を構築する必要がある．

> **Point**
> 実際の穿刺に有効な情報は？
> ・皮膚のマーキング（水平と矢状の交差）または金属鉗子先端の位置 → 穿刺点の決定に有効．
> ・プローブの方向と角度 → 針の方向と角度の決定に有効．
> ・静止画像での硬膜までの距離 → 穿刺距離の測定に有効．

■ 参考文献

1) Grau, T. et al.：Efficacy of ultrasound imaging in obstetric epidural anesthesia. J. Clin. Anesth., 14（3）：169-175, 2002

2) Grau, T. et al.：Ultrasound imaging improves learning curves in obstetric epidural anesthesia：a preliminary study. Can. J. Anaesth., 50（10）：1047-1050, 2003

3) 堀田訓久：麻酔に用いる超音波ガイド下神経ブロック；硬膜外ブロック．麻酔，57（5）：556-563, 2008

4) Grau, T. et al.：Ultrasound control for presumed difficult epidural puncture. Acta. Anaesthesiol. Scand., 45：766-771, 2001

5) Grau, T. et al.：Paramedian access to the epidural space：the optimum window for ultrasound imaging. J. Clin. Anesth., 13：213-217, 2001

6) Grau, T. et al.：Ultrasound imaging of the thoracic epidural space. Reg. Anesth. Pain. Med., 27：200-206, 2002

7) Arzola, c. et al.：Ultrasound using transverse approach to the lumbar spine provides reliable landmarks for labor epidurals. Anesth. Analg., 104：1182-1192, 2007

8) 山内正憲：硬膜外ブロックと脊髄くも膜下ブロック．「超音波ガイド下区域麻酔法」（小松徹 他 編），pp171-180, 克誠堂出版，2007

第3章 スキルアップ

5 使用薬剤一覧

越後憲之

最後に脊髄くも膜下麻酔（spinal anesthesia），硬膜外麻酔（epidural block）に使用される薬の種類と特徴について述べる．それらを把握することによって麻酔のコツがわかり，質の高い麻酔をすることが可能となるであろう．

1. 局所麻酔薬

1) はじめに

脊髄くも膜下麻酔と硬膜外麻酔で使用される局所麻酔薬を表1に示す．

表1 局所麻酔薬の一般名と商品名

一般名	商品名
ジブカイン塩酸塩， パラブチルアミノ安息香酸 ジエチルアミノエチル塩酸塩	ペルカミン® ネオペルカミンS®
塩酸プロカイン	塩酸プロカイン®
テトラカイン	テトカイン®
リドカイン	キシロカイン®
メピバカイン	カルボカイン®
ブピバカイン	マーカイン®
ロピバカイン	アナペイン®

2) 局所麻酔薬の構造

局所麻酔薬にはエステル型とアミド型が存在する（図1）．最初に合成されたのはエステル型（プロカイン，テトラカイン）であったが，アレルギーなどの問題があり，アミド型のリドカインが合成された．その後，同じアミド型のメピバカイン，ブピバカイン，ロピバカインが合成され，現在に至っている．

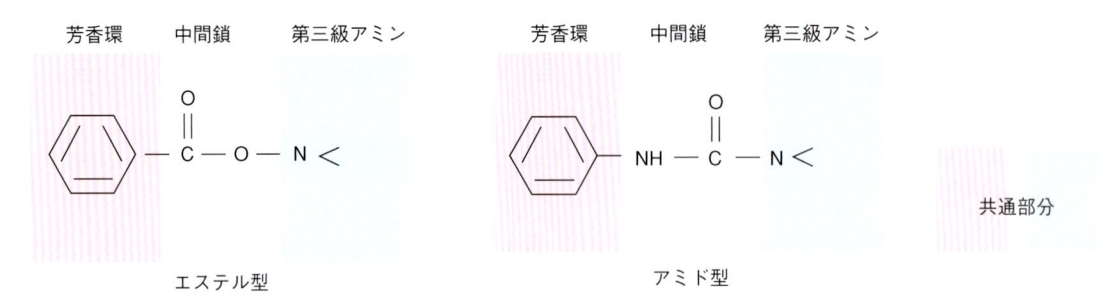

図1 局所麻酔薬の基本構造

3) 局所麻酔薬の薬物動態学[1]

局所麻酔の血中濃度の規定因子には注射総量，吸収速度，組織への分布速度がある．以下それぞれについて解説する．

① 注射総量

注入量が多いほど麻酔薬の最大血中濃度は大きくなる．少ない容量で薬物を投与するよりも，同量を希釈して大容量で投与した方が血中濃度は高くなる[2]．

② 吸収速度

血管の豊富な部位に分布したときほど，より急速かつ大量に吸収される．一方，エピネフリン，フェニ

レフリンなどの血管収縮薬を添加すると吸収速度が遅くなる．

③ 組織への分布速度

　灌流が十分でない器官よりも豊富な器官の方が局所麻酔薬の濃度が高くなる．局所麻酔薬はすみやかに肺に抽出されるので，局所麻酔薬の全血中濃度は肺血管を通過すると著しく低下する[3]．骨格筋は局所麻酔薬の最も大きなリザーバである．

> **memo**
> 肺血流が豊富な人ほど，すなわち，心拍出量が多い人ほど早く効果がなくなる（例えば，老人と青年では青年の方が効果が切れやすい）．同じ体重の人でも肥満より筋肉質の人の方が局所麻酔が多く必要である．

④ 薬物特有の代謝と排泄

　エステル型の薬物は血漿中で加水分解される．また，同じエステル型でもプロカインはテトラカインより3倍以上代謝が早い．アミド型は主に肝臓にある酵素で分解をうける．アミド型の代謝速度はリドカイン＞メピバカイン＞ブピバカインの順となる．

【影響因子】
- 年齢：加齢とともに半減期が延長する．
  例：リドカインの半減期は20代で80分，60代で140分となる
- 肝機能
  ❶ 新生児では肝酵素が未熟なので，リドカインとブピバカインの排泄が遷延する → ブピバカインの急速注入で痙攣の危険あり
  ❷ 肝血流の減少または肝酵素機能低下時はアミド型局所麻酔薬の麻酔血中濃度が大幅に増加する
  　（例：リドカイン半減期 1.5時 → 5時）
- うっ血性心不全：リドカインの血中からの消失時間が著明に延長する．

4）局所麻酔薬の物理的・化学的特性

脂溶性が大きい局所麻酔薬ほど細胞質に溶けやすい（図2）．
このため，脂溶性の局所麻酔薬は麻酔力価が大きいので低濃度で神経伝導を遮断できる（表2）．

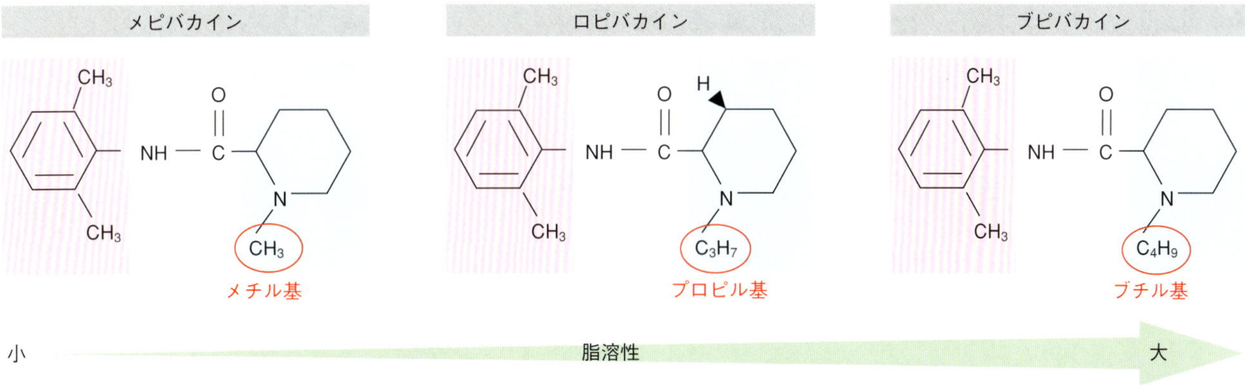

図2　化学的構造による脂溶性の違い
付加する炭化水素鎖が長いほど脂溶性があがり，麻酔力価が高くなる

表2　各局所麻酔薬の力価

	一般名	pKa（解離定数）	作用発現時間（分）	脂溶性	相対的作用強度	蛋白結合率（%）	作用持続時間（分）
脊髄くも膜下麻酔	プロカイン	8.9	3〜5	0.02	1	5.8	60
	テトラカイン	8.4	3〜5	2.1	3	76	90
	リドカイン	7.8	15	2.9	2	64.3	30
硬膜外麻酔	メピバカイン	7.7	15	0.8	1.8	77.7	45
	ブピバカイン	8.1	20	27.5	8	95.6	60
	ロピバカイン	8.1	15〜20	6.1	4.8	94	60〜80

2. 麻酔効果

1) 麻酔効果に影響を及ぼす因子[1]

① 局所麻酔薬の投与量

同程度の濃度を使用したとき，容量が多いほど作用が早く発現し，効果が持続する．
また容量をx倍に，濃度を1/xにするならば，より広範囲の麻酔域が得られる．

② 血管収縮薬の添加

麻酔の深度を深くし，持続時間を延長する．

③ 注射部位

くも膜下腔投与は脊髄鞘を欠いているため，薬液が脊髄近傍にすみやかに集積する．一方，効果が早く作用時間が短い．

④ 局所麻酔薬の炭酸化とpH調節

炭酸水素ナトリウムを添加すると発現時間が短縮する．また，局所麻酔薬のpHを上昇させると，薬物中の荷電していない塩基が増加し，神経鞘と神経膜の拡散速度を高めて，迅速な麻酔の発現をもたらす．

⑤ 局所麻酔薬の配合

臨床的効果はあったとしてもわずか．毒性は相加的である．

⑥ 妊娠

拡張した硬膜外静脈が硬膜外腔やくも膜下腔の容積を減少させるため，非妊娠時より麻酔が広がりやすく深くなりやすい．これには内分泌的変化（プロゲステロン）が大きく影響している．

> **memo**
> ・高齢者や虚血心のある患者に対しては，低濃度で使用する方が低血圧になる可能性が少ない
> ・脊髄くも膜下麻酔を長時間持続させたいときには，等比重ブピバカインを使用するか，テトラカインを等比重とし，エピネフリンを添加するのが一般的である（例：人工膝関節置換術）

2) 毒性

① 全身毒性

軽症では，悪心・嘔吐，顔面蒼白などがみられる．さらに血中濃度が高くなると，興奮，多弁，頻脈，血圧上昇となり，最終的には全身痙攣，呼吸停止，心血管虚脱となる．

軽症の場合には，安静臥床，下肢挙上，酸素投与を行う．易興奮性のときには，ミダゾラムやプロポフォールなどの鎮静薬を投与する．重症に至った場合は，人工呼吸，心臓マッサージ，エピネフリン投与を行う．

② 心血管毒性の比較

ブピバカインやテトラカインは心抑制作用が強い．低血圧のときには昇圧薬で対応するが，必要に応じてカテコラミン，PDEⅢ阻害薬，エピネフリンなどを使用する．

③ アレルギー

プロカインのようなエステル型はアレルギー様反応きたしやすい．アミド型では稀である．

④ 局所組織毒性

神経内で十分濃度が高い状態にさらされると直接的な神経障害をきたしうる．大体は自然経過でよいが，症状が持続する場合は，ステロイド投与，局所麻酔薬投与を行う．まずはペインクリニックに相談するとよい．

3. 脊髄くも膜下麻酔（図3）

脊髄くも膜下麻酔に使用される代表的な麻酔薬としてプロカイン，テトラカイン，ブピバカインがある．それぞれの特徴を表3および以下に述べる．また，脊髄くも膜下ブロックの高さは表4の因子に影響を受けるので，それぞれの症例に適した投与法の検討が必要である．

1) プロカイン（オムニカイン®）

持続時間が短いため1時間以内の短時間手術に適するが，①嘔吐の頻度が多い，②麻酔の失敗率が高い，③回復時間が遅い，といった欠点がある．一方，同じく持続時間の短いリドカインと比べて副作用（背部痛や下肢痛）が少ない．

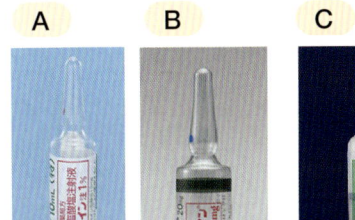

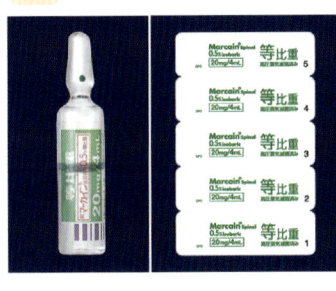

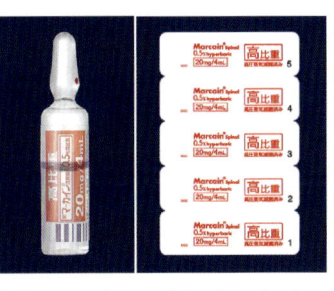

図3 脊髄くも膜下麻酔薬
A) プロカイン（オムニカイン®）
B) テトラカイン（テトカイン®）
C) ブピバカイン（マーカイン®）

等比重アンプル　ブリスターパック　　高比重アンプル　ブリスターパック

表3　70 kgの成人における脊髄くも膜下麻酔薬

一般名	通常濃度（％）	通常容量（mL）	比重	通常の持続時間（分）
プロカイン	10	1～2	高	30～60
テトラカイン	0.25～1.0	1～4	高	75～150
	0.25	2～6	低	75～150
	1.5, 5	1～2	等	75～150
ブピバカイン	0.5	3～4	等	75～150
	0.5	2～3	高	75～150

表4　脊髄くも膜下ブロックの高さに関与すると推定される因子

患者の特徴	年齢 身長 体重 性別 腹腔内圧 脊柱の解剖学的形態 体位	髄液の特徴	量 圧（咳，怒責，Valsalva） 密度
		麻酔薬の溶液の特徴	密度 質量 濃度 温度
注入方法	注入部位 注入（針）方向 ベベルの向き バルボタージの使用 注入速度		量 血管収縮薬

2）テトラカイン（テトカイン®）

効果発現時間が3～5分と短い．また，低比重くも膜下麻酔薬（蒸留水で溶解）と高比重くも膜下麻酔薬（10%ブドウ糖で溶解）とがある．

アドレナリン添加で2～3時間の手術に，フェニレフリン（0.5 mg）添加で下肢で5時間の手術が可能になる．

3）ブピバカイン（マーカイン®）

ブピバカインは高比重と等比重があるが，胸部領域では高比重が長く効き，下肢領域では等比重が長く効く[4]．

> **memo** ＜等比重ブピバカインは運動神経ブロックされにくい？＞
> 髄液より等比重ブピバカインは軽いため，仰臥位ではくも膜下腔の前面に溜まり，高率に運動神経が遮断される．等比重ブピバカインを注入しても運動神経ブロックがかかりにくいことがあるが，これは効くまでに時間がかかっているだけである．

4．硬膜外麻酔（図4）

硬膜外麻酔に使用される代表的な麻酔薬としてリドカイン，メピバカイン，ロピバカイン，ブピバカインがある．それぞれの特徴を以下に述べる．

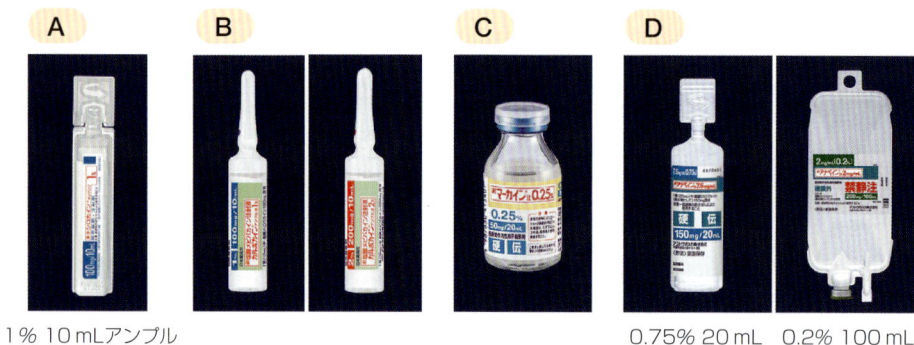

図4 硬膜外麻酔薬
A) リドカイン（キシロカイン®）
B) メピバカイン（カルボカイン®）
C) ブピバカイン（マーカイン®）
D) ロピバカイン（アナペイン®）

1% 10mLアンプル　　　　　　　　　　　0.75% 20mL　0.2% 100mL

1）リドカイン（キシロカイン®）

効果発現効果はロピバカインとほぼ同様，作用強度はメピバカインとほぼ同様である．しかし，作用時間は30分と短い（表2）．

2）メピバカイン（カルボカイン®）

手術中は1～2％の濃度で使用する．作用発現時間はリドカインと同等で，持続時間はリドカインよりやや長い．毒性は低い．持続時間が短いため，術後の持続鎮痛には適さない．

> **memo**
> フェンタニルの添加により，作用時間発現の短縮，鎮痛効果の増強ができる[5]．

3）ブピバカイン（マーカイン®）

手術中は0.25～0.5％，術後鎮痛は0.125～0.25％の濃度で使用される．アドレナリン添加の延長効果は不確実である．

0.75％ブピバカインにより局所麻酔中毒が発生した場合，蘇生が困難との報告がある．これは，心臓収縮力と心興奮伝導を他の局所麻酔薬よりも強く障害するためである．

4）ロピバカイン（アナペイン®）

pKa（解離定数）が低く脂溶性が高いため，運動神経を遮断しやすい．このため，分離麻酔に優れているが，高濃度では運動神経・知覚神経神経両方遮断してしまう．よって，手術中は0.375～0.75％，術後鎮痛は痛覚を優先的に遮断・運動神経を極力温存するために0.1～0.3％の濃度で使用される．

動物実験では，局所麻酔中毒を起こす血中濃度でも心興奮伝導障害や不整脈にはなりにくい．

> **memo**
> **＜添加薬＞**
> 麻酔薬に，① 作用時間の延長，② ブロックの質を高める，③ 効果発現時間を早めることを目的にアドレナリンなどの添加薬を加えることがある．
>
> **＜添加薬としてのアドレナリン＞**
> ・作用時間の延長を目的に使用される
> ・リドカイン，メピバカインでは効果的である
> ・ブピバカインでは効果は少ない
> ・ロピバカインでは効果はほとんどない

■ 参考文献

1）「ミラー麻酔科学」（武田純三 監），メディカル・サイエンス・インターナショナル，2007

2）Convino, B. & Vassallo, H.：Local Anesthetics：Mechanisms of Action and Clinical Use. Orland, F. L., Grune & Stratton, 1976

3）Lofstorm, J. B.：Tissue distribution of local anesthetics with special reference to the lung. Int. Anesthesiol. Clin., 16：53-71, 1978

4）樋口秀行：脊髄くも膜下麻酔の謎に迫る　脊髄くも膜下麻酔のこれ本当!?．Lisa, 15（2）：116-121, 1995

5）Kasaba, T. et al.：Epidural fentanyl improves the onset and spread of epidural mepivacaine analgesia. Can. J. anaesth., 43：1211, 1996

Index

和 文

あ 行

アナペイン® ……………………… 116
イントロデューサー ……… 79, 80
運動神経麻痺 …………………… 103
エピドラスコピー ………………… 89
黄色靭帯 …………………………… 21
嘔吐 ………………………………… 103
悪心 ………………………………… 103
オムニカイン® …………………… 114

か 行

カッティング針 ……… 61, 78, 80
カテーテル …………………… 27, 42
カルボカイン® …………………… 116
患者体位 …………………………… 19
キシロカイン® …………………… 116
胸椎 ………………………………… 38
棘間靭帯 …………………………… 52
局所浸潤麻酔 …………………… 49, 77
局所組織毒性 …………………… 114
局所麻酔（薬）中毒 ……… 18, 48
空気塞栓 …………………………… 46
くも膜 ……………………………… 66
くも膜下腔 ………………………… 66
頸椎 ………………………………… 40
血管穿刺 …………………………… 50
懸滴法 …………………………… 27, 36
高位脊髄くも膜下麻酔 ………… 72
高エコー性 ……………………… 107

高エコー像 ……………………… 106
高比重液 …………………………… 72
硬膜外PCA法 …………………… 100
硬膜外カテーテル ……………… 15
硬膜外腔 …………………………… 54
硬膜外腔内視鏡 ………………… 89
硬膜外自己血パッチ …………… 88
硬膜外針 …………………………… 12
硬膜誤穿刺 ……………………… 50
硬膜穿刺後頭痛 …………… 54, 78
硬膜癒着症 ……………………… 36
呼吸抑制 ………………………… 103
コネクター ……………………… 16
コンベックス型プローブ …… 107

さ 行

坐位 ………………… 49, 50, 77, 95
サドルブロック ……………… 65, 72
三次元構造の構築 …………… 111
試験投与 …………………………… 34
持続硬膜外鎮痛 ………………… 99
持続硬膜外ブロック …………… 88
持続投与 …………………………… 38
上後腸骨棘 ……………………… 44
消毒用エタノール ………… 23, 67
静脈叢 ……………………………… 29
触覚法 ……………………………… 93
神経損傷 …………………………… 48
心血管毒性 ……………………… 114
新生児 ……………………………… 42
水滴法 ……………………………… 27
スタイレット ……………………… 60
正中法 ……………………………… 22
脊髄円錐 …………………………… 66

脊髄くも膜下硬膜外併用麻酔 … 73
脊髄くも膜下麻酔後頭痛 ……… 64
脊髄くも膜下麻酔併用硬膜外麻酔
 …………………………………… 34
脊髄刺激療法 …………………… 90
脊柱管 ……………………………… 20
仙骨角 ……………………………… 44
仙骨硬膜外ブロック ……… 42, 86
仙骨硬膜外造影 ………………… 89
仙骨裂孔 …………………… 43, 86
全身毒性 ………………………… 114
仙尾靭帯 …………………………… 43
側臥位 ……………………………… 92

た 行

体型指数 …………………… 50, 77
体性痛 ……………………………… 98
タキフィラキシー ………………… 98
単回投与 …………………………… 37
超音波画像 ……………………… 106
超音波ビーム …………………… 106
超音波プローブ ………………… 110
腸骨稜 ……………………………… 67
椎弓間隙 …………………………… 20
低位脊髄くも膜下麻酔 ………… 72
低エコー性 ……………………… 107
低血圧 …………………………… 102
抵抗消失法 ……… 27, 36, 53, 93
ディスポーザブル硬膜外針 …… 17
デキサメサゾン ………………… 103
テトカイン® ……………………… 115
テトラカイン …………………… 115
等比重液 …………………………… 72
ドロペリドール ………………… 103

な行

- 内臓痛 …………………………… 98
- ナロキソン ……………………… 103
- 二分脊椎 ………………………… 42
- 妊婦 ……………………………… 77
- 脳脊髄液 ……………………… 49, 77
- ノンカッティング針 …………… 62

は行

- 背側硬膜 ………………………… 108
- 馬尾 ……………………………… 66
- 肥満妊婦 ……………………… 49, 77
- ピンプリック …………………… 69
- フェンタニル ………………… 71, 98
- ブピバカイン ………… 98, 115, 116
- フラットフィルター …………… 16
- プロカイン ……………………… 114
- プロクロルペラジン …………… 104
- 分離麻酔 ………………………… 98
- ペインクリニック ……………… 86
- ベ（ー）ベル ………………… 25, 79
- 変形性脊椎症 …………………… 35
- ペンシルポイント針 …………… 64
- ペンシル型針 ………………… 78, 80
- 傍正中法 ……………………… 22, 25
- ポビドンヨード ……………… 23, 67

ま行

- マーカイン® ………………… 115, 116
- 麻酔域 …………………………… 48
- まだらブロック ………………… 46
- 無痛分娩 …………… 91, 93, 95, 97
- メトクロプラミド ……………… 103
- メピバカイン …………………… 116
- モルヒネ ……………………… 72, 98

や・ら行

- 誘導針 …………………………… 68
- 腰椎 ……………………………… 30
- リドカイン ……………………… 116
- リニア型プローブ ……………… 107
- 冷感法 …………………………… 69
- レボブピバカイン ……………… 98
- ロックアウトタイム …………… 100
- ロピバカイン ……………… 98, 116

欧文

- Combined Spinal Epidural Anesthesia ………………… 34, 73
- CSEA ………… 91, 93, 95, 97
- hanging drop（法）………… 27, 36
- Jacoby線 ………………………… 67
- LOR ……………………………… 14
- LORシリンジ …………………… 13
- loss of resistance ……………… 36
- loss of resistanceシリンジ …… 13
- loss of resistance法 …………………………… 14, 27, 36
- needle through needle法 …………………………… 94, 96
- Patient Controlled Epidural Analgesia ………………… 100
- PCA法 …………………………… 98
- PCEA …………………………… 100
- "Pre-puncture"検査 ………… 106
- test dose ………………… 28, 34
- tissue corning ………………… 61
- Tuohy針 ………………………… 18

編者プロフィール

岡本　浩嗣（Hirotsugu Okamoto）
● 北里大学医学部麻酔科学主任教授，北里大学病院麻酔科科長

1987年に九州大学医学部を卒業し，九州大学医学部附属病院麻酔科研修，福岡こども病院麻酔科研修を経てアメリカ合衆国ウィスコンシン医科大学麻酔科学，生理学で心臓生理，大脳生理について学ぶ．2000年に帰国．2008年から現職にあり，臨床麻酔を指導する傍ら，脳生理，心臓血管麻酔，小児麻酔の基礎・臨床研究を続けている．
日本麻酔科学会指導医，日本心臓血管麻酔学会評議員，日本周術期経食道心エコー試験（JB-POT）委員．

鈴木　利保（Toshiyasu Suzuki）
● 東海大学医学部外科学系・診療部麻酔科教授

1982年東海大学医学部医学科卒業，平塚市民病院麻酔科，東海大学医学部付属東京病院麻酔科医長，東海大学医学部麻酔科学教室講師を経て，2002年から現職．
専門は主に循環生理（特に肺動脈カテーテルの周波数特性），超音波エコーを用いた内頸静脈穿刺法の確立，低侵襲的中心静脈カテーテル挿入法の確立（セーフガイドシステム）の考案，穿刺器材（針，ガイドワイヤー）などの安全対策，最近は主に手術室の効率的運用や医療安全対策に力を注いでいる．
日本麻酔科学会指導医，代議員，日本臨床麻酔学会理事，心臓麻酔学会理事，日本蘇生学会理事，循環制御医学会理事，臨床モニター学会理事，日本手術医学会理事．

カラー写真で一目でわかる
硬膜外麻酔・脊椎麻酔
視覚と感覚で確実に施行する基本とコツ

2009年11月10日　第1刷発行
2020年　6月10日　第3刷発行

編　者	岡本浩嗣，鈴木利保
発行人	一戸裕子
発行所	株式会社 羊　土　社
	〒101-0052
	東京都千代田区神田小川町2-5-1
	TEL：03(5282)1211
	FAX：03(5282)1212
	E-mail：eigyo@yodosha.co.jp
	URL：www.yodosha.co.jp/
装　幀	株式会社エッジ・デザインオフィス
印刷所	日経印刷株式会社

Printed in Japan
ISBN978-4-7581-1100-3

本書の複写にかかる複製，上映，譲渡，公衆送信（送信可能化を含む）の各権利は（株）羊土社が管理の委託を受けています．
本書（誌）を無断で複製する行為（コピー，スキャン，デジタルデータ化など）は，著作権法上での限られた例外（「私的使用のための複製」など）を除き禁じられています．研究活動，診療を含み業務上使用する目的で上記の行為を行うことは大学，病院，企業などにおける内部的な利用であっても，私的使用には該当せず，違法です．また私的使用のためであっても，代行業者等の第三者に依頼して上記の行為を行うことは違法となります．

JCOPY ＜(社) 出版者著作権管理機構 委託出版物＞
本書の無断複写は著作権法上での例外を除き禁じられています．複写される場合は，そのつど事前に，(社) 出版者著作権管理機構（TEL 03-5244-5088，FAX 03-5244-5089，e-mail：info@jcopy.or.jp）の許諾を得てください．

羊土社のオススメ書籍

研修チェックノートシリーズ
麻酔科研修チェックノート 改訂第6版
書き込み式で研修到達目標が確実に身につく！

讃岐美智義／著

「麻酔科研修に必須！」と支持され続ける超ロングセラーの改訂第6版．研修医に必須の知識と手技・コツを簡潔に整理し，図表も豊富．しかも，持ち歩きできるポケットサイズ！重要点を確認できるチェックシート付．

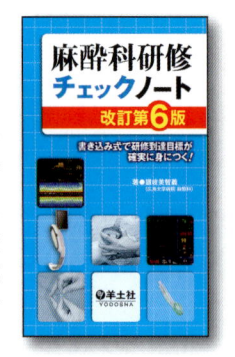

- 定価（本体3,400円＋税）
- B6変型判
- 455頁　ISBN 978-4-7581-0575-0

カラー写真で一目でわかる
経食道心エコー 第3版
撮り方、診かたの基本とコツ

岡本浩嗣，山浦 健／編

入門者に最適の好評書が改訂！豊富なカラー写真で手技を基本から丁寧に解説．人工心臓，SHDインターベンション，3DTEEなど注目の情報もカバー．経食道心エコーを習得するならまず本書から！

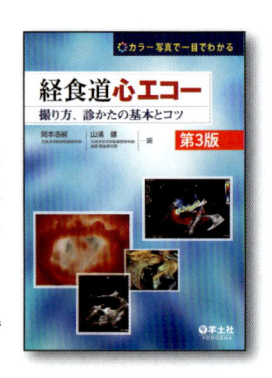

- 定価（本体6,500円＋税）　A4判
- 173頁　ISBN 978-4-7581-1121-8

改訂版 麻酔科薬剤ノート
周術期の麻酔・救急対応薬の使用のポイント

讃岐美智義／編

麻酔科で使う薬剤がわかるコンパクトな1冊！麻酔のプロの実践的かつ専門的な使い方が学べます．周術期によく使う，新しい薬剤を中心に厳選しポイントを解説．麻酔科医はもちろん，手術に携わる外科系医師，看護師におすすめ

- 定価（本体4,000円＋税）　B6変型判
- 309頁　ISBN 978-4-7581-1111-9

麻酔の前に知っておきたい
手術手順と麻酔のコツ

鈴木昭広，岩崎 寛／編

初期研修医と若手麻酔科医に向け，代表的な手術手順を網羅．適応疾患，合併症，体位など，術前に押さえておくべき情報が一目でわかる！術中の麻酔の注意点をはじめ，より深く手術麻酔を理解するための解説も充実！

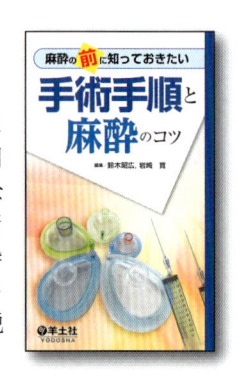

- 定価（本体3,800円＋税）　B6変型判
- 255頁　ISBN 978-4-7581-1107-2

発行　羊土社 YODOSHA
〒101-0052　東京都千代田区神田小川町2-5-1　TEL 03(5282)1211　FAX 03(5282)1212
E-mail：eigyo@yodosha.co.jp
URL：www.yodosha.co.jp/

ご注文は最寄りの書店，または小社営業部まで